PALEO FLEISCHBASIERTES REZEPTBUCH 2022

KÖSTLICHE UND SAFTIGE REZEPTE FÜR ANFÄNGER

HANDE KERBER

Inhaltsverzeichnis

5

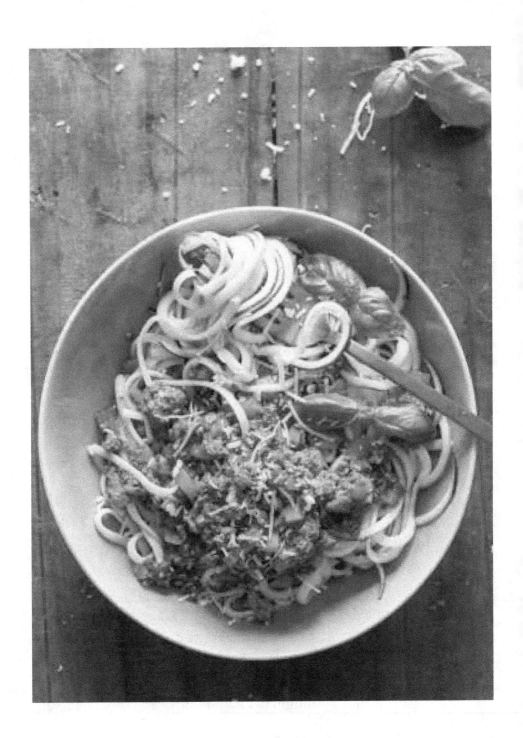

GERÄUCHERTE BABY BACK RIBS MIT APFEL-SENF-MOPP-SAUCE

EINWEICHEN: 1 Stunde Stand: 15 Minuten Rauch: 4 Stunden Kochen: 20 Minuten macht: 4 Portionen FOTO

DER REICHE GESCHMACK UND DIE FLEISCHIGE TEXTUR VON GERÄUCHERTEN RIPPEN VERLANGT NACH ETWAS COOLEM UND KNUSPRIGEM. FAST JEDER KRAUTSALAT REICHT AUS, ABER DER FENCHEL-KRAUTSALAT (SIEHEREZEPT UND ABGEBILDET HIER) IST BESONDERS GUT.

RIPPEN

8 bis 10 Apfel- oder Hickoryholzstücke

3 bis 3½ Pfund Schweinelende Baby Rückenrippen

¼ Tasse Smoky Seasoning (siehe Rezept)

SOßE

1 mittelgroßer Kochapfel, geschält, entkernt und in dünne Scheiben geschnitten

¼ Tasse gehackte Zwiebel

¼ Tasse Wasser

¼ Tasse Apfelessig

2 Esslöffel Senf nach Dijon-Art (siehe Rezept)

2 bis 3 Esslöffel Wasser

1. Weichen Sie die Holzstücke mindestens 1 Stunde vor dem Räuchern in ausreichend Wasser ein, um sie zu bedecken. Vor Gebrauch abtropfen lassen. Schneiden Sie sichtbares Fett von den Rippen ab. Ziehen Sie gegebenenfalls die dünne Membran von der Rückseite der Rippen ab. Legen Sie die Rippen in eine große flache Pfanne. Gleichmäßig mit Smoky Seasoning bestreuen; mit den Fingern einreiben. 15 Minuten bei Raumtemperatur stehen lassen.

2. Ordnen Sie in einem Raucher vorgewärmte Kohlen, abgetropfte Holzstücke und eine Wasserwanne gemäß den Anweisungen des Herstellers an. Gießen Sie Wasser in die Pfanne. Legen Sie die Rippen mit den Knochenseiten nach unten auf den Grillrost über die Wasserpfanne. (Oder legen Sie die Rippen in einen Rippenständer; legen Sie den Rippenständer auf den Grillrost.) Decken Sie ihn ab und rauchen Sie ihn 2 Stunden lang. Halten Sie für die Dauer des Rauchens eine Temperatur von etwa 22 ° C im Raucher ein. Fügen Sie nach Bedarf zusätzliche Kohlen und Wasser hinzu, um Temperatur und Feuchtigkeit aufrechtzuerhalten.

3. In der Zwischenzeit für Moppsauce in einem kleinen Topf Apfelscheiben, Zwiebeln und die ¼ Tasse Wasser vermischen. Zum Kochen bringen; Hitze reduzieren. Bedeckt 10 bis 12 Minuten köcheln lassen oder bis die Apfelscheiben sehr zart sind, gelegentlich umrühren. Leicht abkühlen lassen; Übertragen Sie nicht abgetropften Apfel und Zwiebel in eine Küchenmaschine oder einen Mixer. Abdecken und verarbeiten oder glatt rühren. Das Püree wieder in den Topf geben. Essig und Senf nach Dijon-Art einrühren. Bei mittlerer Hitze 5 Minuten kochen lassen, dabei gelegentlich umrühren. Fügen Sie 2 bis 3 Esslöffel Wasser (oder mehr, je nach Bedarf) hinzu, damit die Sauce die Konsistenz einer Vinaigrette hat. Teilen Sie die Sauce in Drittel.

4. Nach 2 Stunden die Rippen großzügig mit einem Drittel der Moppsauce bestreichen. Bedecken Sie und rauchen Sie 1 Stunde mehr. Nochmals mit einem Drittel der Moppsauce bestreichen. Wickeln Sie jede Rippenplatte in schwere

Folie, legen Sie die Rippen wieder auf den Raucher und legen Sie sie bei Bedarf übereinander. Abdecken und noch 1 bis 1½ Stunden rauchen oder bis die Rippen weich sind.
*

5. Rippen auspacken und mit dem restlichen Drittel der Wischsauce bestreichen. Schneiden Sie die Rippen zwischen den Knochen, um sie zu servieren.

* Tipp: Um die Empfindlichkeit der Rippen zu testen, entfernen Sie vorsichtig die Folie von einer der Rippenplatten. Nehmen Sie die Rippenplatte mit einer Zange auf und halten Sie die Platte am oberen Viertel der Platte fest. Drehen Sie die Rippenplatte so, dass die fleischige Seite nach unten zeigt. Wenn die Rippen zart sind, sollte die Platte beim Aufheben auseinanderfallen. Wenn es nicht zart ist, wickeln Sie es erneut in Folie und rauchen Sie die Rippen weiter, bis es zart ist.

OFEN BBQ COUNTRY-STYLE SCHWEINERIPPCHEN MIT FRISCHEM ANANAS KRAUTSALAT

VORBEREITUNG: 20 Minuten kochen: 8 Minuten backen: 1 Stunde 15 Minuten macht: 4 Portionen

SCHWEINERIPPCHEN IM LANDHAUSSTIL SIND FLEISCHIG, PREISWERT UND, WENN ES RICHTIG BEHANDELT WIRD - WIE WENN ES LANGSAM UND LANGSAM IN EINEM DURCHEINANDER VON BARBECUE-SAUCE GEKOCHT WIRD - SCHMELZEND ZART WIRD.

2 Pfund knochenlose Schweinerippchen im Landhausstil

¼ Teelöffel schwarzer Pfeffer

1 Esslöffel raffiniertes Kokosöl

½ Tasse frischer Orangensaft

1½ Tassen BBQ Sauce (siehe Rezept)

3 Tassen zerkleinerter Grün- und / oder Rotkohl

1 Tasse zerkleinerte Karotten

2 Tassen fein gehackte Ananas

⅓ Tasse Bright Citrus Vinaigrette (siehe Rezept)

BBQ Sauce (siehe Rezept) (Optional)

1. Ofen auf 350 ° F vorheizen. Schweinefleisch mit Pfeffer bestreuen. In einer extragroßen Pfanne Kokosöl bei mittlerer bis hoher Hitze erhitzen. Fügen Sie Schweinerippchen hinzu; 8 bis 10 Minuten kochen lassen oder bis sie braun sind und gleichmäßig braun werden. Legen Sie die Rippen in eine rechteckige 3-Liter-Auflaufform.

2. Für die Sauce Orangensaft in die Pfanne geben und umrühren, um alle gebräunten Teile abzukratzen. 1½ Tassen BBQ Sauce einrühren. Gießen Sie Sauce über Rippen. Drehen Sie die Rippen, um sie mit Sauce zu bestreichen (falls erforderlich, verwenden Sie eine Backbürste, um die Sauce über die Rippen zu streichen). Backform fest mit Aluminiumfolie abdecken.

3. Rippen 1 Stunde backen. Folie entfernen und Rippen mit Sauce aus der Auflaufform streichen. Noch etwa 15 Minuten backen oder bis die Rippen zart und gebräunt sind und die Sauce leicht eingedickt ist.

4. In der Zwischenzeit für Ananas-Krautsalat Kohl, Karotten, Ananas und Bright Citrus Vinaigrette kombinieren. Abdecken und bis zum Servieren im Kühlschrank aufbewahren.

5. Rippchen mit Krautsalat und, falls gewünscht, zusätzlicher BBQ-Sauce servieren.

WÜRZIGES SCHWEINEGULASCH

VORBEREITUNG: 20 Minuten kochen: 40 Minuten machen: 6 Portionen

DIESER EINTOPF NACH UNGARISCHER ART WIRD SERVIERT AUF EINEM BETT AUS KNUSPRIGEM, KAUM VERWELKTEM KOHL FÜR EIN GERICHT. ZERDRÜCKE DIE KÜMMEL IN EINEM MÖRSER UND STÖßEL, FALLS DU EINEN HAST. WENN NICHT, ZERDRÜCKEN SIE SIE UNTER DER BREITSEITE EINES KOCHMESSERS, INDEM SIE VORSICHTIG MIT DER FAUST AUF DAS MESSER DRÜCKEN.

GULASCH

1½ Pfund gemahlenes Schweinefleisch

2 Tassen gehackte rote, orange und / oder gelbe Paprika

¾ Tasse fein gehackte rote Zwiebel

1 kleines frisches rotes Chili, entkernt und fein gehackt (siehe Trinkgeld)

4 Teelöffel Smoky Seasoning (siehe Rezept)

1 Teelöffel Kümmel, zerkleinert

¼ Teelöffel gemahlener Majoran oder Oregano

1 14-Unzen-Dose ohne Salzzusatz gewürfelte Tomaten, ungetropft

2 Esslöffel Rotweinessig

1 Esslöffel fein zerkleinerte Zitronenschale

⅓ Tasse schnippte frische Petersilie

KOHL

2 Esslöffel Olivenöl

1 mittelgroße Zwiebel, in Scheiben geschnitten

1 kleiner Kopf Grün- oder Rotkohl, entkernt und in dünne Scheiben geschnitten

1. Für das Gulasch in einem großen holländischen Ofen gemahlenes Schweinefleisch, Paprika und Zwiebel bei mittlerer Hitze 8 bis 10 Minuten kochen lassen oder bis das Schweinefleisch nicht mehr rosa ist und das Gemüse knusprig zart ist, mit einem Holzlöffel umrühren Fleisch

aufbrechen. Fett ablassen. Hitze reduzieren auf niedrig; Fügen Sie rotes Chili, Smoky Seasoning, Kümmel und Majoran hinzu. Abdecken und 10 Minuten kochen lassen. Fügen Sie nicht abgetropfte Tomaten und Essig hinzu. Zum Kochen bringen; Hitze reduzieren. Bedeckt 20 Minuten köcheln lassen.

2. In der Zwischenzeit für Kohl in einer extra großen Pfanne Öl bei mittlerer Hitze erhitzen. Fügen Sie Zwiebel hinzu und kochen Sie, bis erweicht, ungefähr 2 Minuten. Fügen Sie Kohl hinzu; umrühren, um zu kombinieren. Hitze reduzieren. Etwa 8 Minuten kochen lassen oder bis der Kohl nur noch zart ist, gelegentlich umrühren.

3. Zum Servieren etwas Kohlmischung auf einen Teller legen. Mit Gulasch belegen und mit Zitronenschale und Petersilie bestreuen.

ITALIENISCHE WURST FLEISCHBÄLLCHEN MARINARA MIT GESCHNITTENEM FENCHEL UND ZWIEBELBRATEN

VORBEREITUNG: 30 Minuten backen: 30 Minuten kochen: 40 Minuten machen: 4 bis 6 Portionen

DIESES REZEPT IST EIN SELTENES BEISPIEL EINES DOSENPRODUKTS, DAS GENAUSO GUT FUNKTIONIERT WIE - WENN NICHT BESSER ALS - DIE FRISCHE VERSION. WENN SIE KEINE TOMATEN HABEN, DIE SEHR, SEHR REIF SIND, ERHALTEN SIE MIT FRISCHEN TOMATEN KEINE SO GUTE KONSISTENZ IN EINER SAUCE WIE MIT TOMATENKONSERVEN. STELLEN SIE NUR SICHER, DASS SIE EIN PRODUKT OHNE SALZZUSATZ VERWENDEN - UND NOCH BESSER BIO.

FLEISCHKLÖßCHEN

2 große Eier

½ Tasse Mandelmehl

8 Knoblauchzehen, gehackt

6 Esslöffel trockener Weißwein

1 Esslöffel Paprika

2 Teelöffel schwarzer Pfeffer

1 Teelöffel Fenchelsamen, leicht zerkleinert

1 Teelöffel getrockneter Oregano, zerkleinert

1 Teelöffel getrockneter Thymian, zerkleinert

¼ bis ½ Teelöffel Cayennepfeffer

1½ Pfund gemahlenes Schweinefleisch

MARINARA

2 Esslöffel Olivenöl

2 15-Unzen-Dosen ohne Salzzusatz zerkleinerte Tomaten oder eine 28-Unzen-Dose ohne Salzzusatz zerkleinerte Tomaten

½ Tasse schnippte frisches Basilikum

3 mittelgroße Fenchelknollen, halbiert, entkernt und in dünne Scheiben geschnitten

1 große süße Zwiebel, halbiert und in dünne Scheiben geschnitten

1. Ofen auf 375 ° F vorheizen. Ein großes Backblech mit Pergamentpapier auslegen. beiseite legen. In einer großen Schüssel die Eier, das Mandelmehl, 6 gehackte Knoblauchzehen, 3 Esslöffel Wein, den Paprika, 1½ Teelöffel schwarzen Pfeffer, die Fenchelsamen, Oregano, Thymian und Cayennepfeffer verquirlen. Fügen Sie das Schweinefleisch hinzu; gut mischen. Formen Sie die Schweinefleischmischung in 1½-Zoll-Fleischbällchen (sollte etwa 24 Fleischbällchen haben); In einer Schicht auf dem vorbereiteten Backblech anordnen. Backen Sie ungefähr 30 Minuten oder bis es leicht gebräunt ist und drehen Sie es einmal während des Backens.

2. In der Zwischenzeit für Marinara-Sauce in einem 4- bis 6-Liter-Ofen 1 Esslöffel Olivenöl erhitzen. Fügen Sie die 2 verbleibenden gehackten Knoblauchzehen hinzu; kochen Sie ungefähr 1 Minute oder bis gerade anfangen zu bräunen. Fügen Sie schnell die restlichen 3 Esslöffel Wein, die zerkleinerten Tomaten und das Basilikum hinzu. Zum Kochen bringen; Hitze reduzieren. Unbedeckt 5 Minuten köcheln lassen. Rühren Sie die gekochten Fleischbällchen vorsichtig in die Marinara-Sauce. Abdecken und 25 bis 30 Minuten köcheln lassen.

3. In einer großen Pfanne den restlichen 1 Esslöffel Olivenöl bei mittlerer Hitze erhitzen. In Scheiben geschnittenen Fenchel und Zwiebel einrühren. 8 bis 10 Minuten kochen

lassen oder bis sie gerade zart und leicht gebräunt sind, dabei häufig umrühren. Mit dem restlichen ½ Teelöffel schwarzem Pfeffer würzen. Die Frikadellen und die Marinara-Sauce über dem Fenchel-Zwiebel-Braten servieren.

MIT SCHWEINEFLEISCH GEFÜLLTE ZUCCHINIBOOTE MIT BASILIKUM UND PINIENKERNEN

VORBEREITUNG: 20 Minuten kochen: 22 Minuten backen: 20 Minuten machen: 4 Portionen

KINDER WERDEN DIESES UNTERHALTSAME GERICHT LIEBEN AUSGEHÖHLTE ZUCCHINI GEFÜLLT MIT SCHWEINEHACKFLEISCH, TOMATEN UND PAPRIKA. WENN SIE MÖCHTEN, 3 ESSLÖFFEL BASILIKUM-PESTO EINRÜHREN (SIEHE REZEPT) ANSTELLE VON FRISCHEM BASILIKUM, PETERSILIE UND PINIENKERNEN.

2 mittelgroße Zucchini

1 Esslöffel natives Olivenöl extra

12 Unzen gemahlenes Schweinefleisch

¾ Tasse gehackte Zwiebel

2 Knoblauchzehen, gehackt

1 Tasse gehackte Tomaten

⅔ Tasse fein gehackter gelber oder orangefarbener Paprika

1 Teelöffel Fenchelsamen, leicht zerkleinert

½ Teelöffel zerkleinerte rote Pfefferflocken

¼ Tasse schnippte frisches Basilikum

3 Esslöffel schnippten frische Petersilie

2 Esslöffel Pinienkerne, geröstet (siehe Trinkgeld) und grob gehackt

1 Teelöffel fein zerkleinerte Zitronenschale

1. Ofen auf 350 ° F vorheizen. Zucchini der Länge nach halbieren und die Mitte vorsichtig herauskratzen, so dass eine ¼ Zoll dicke Schale übrig bleibt. Das Zucchinipulpe grob hacken und beiseite stellen. Die Zucchinihälften mit

den Seiten nach oben auf ein mit Folie ausgekleidetes Backblech legen.

2. Zum Füllen das Olivenöl in einer großen Pfanne bei mittlerer bis hoher Hitze erhitzen. Fügen Sie gemahlenes Schweinefleisch hinzu; kochen, bis es nicht mehr rosa ist, mit einem Holzlöffel umrühren, um das Fleisch aufzubrechen. Fett ablassen. Hitze auf mittel reduzieren. Fügen Sie das reservierte Zucchinipulpe, die Zwiebel und den Knoblauch hinzu; kochen und ca. 8 Minuten rühren oder bis die Zwiebel weich ist. Tomaten, Paprika, Fenchelsamen und zerkleinerten roten Pfeffer unterrühren. Etwa 10 Minuten kochen lassen oder bis die Tomaten weich sind und sich zu zersetzen beginnen. Pfanne vom Herd nehmen. Basilikum, Petersilie, Pinienkerne und Zitronenschale einrühren. Die Füllung auf die Zucchinischalen verteilen und leicht anhäufen. 20 bis 25 Minuten backen oder bis die Zucchinischalen knusprig sind.

CURRY-SCHWEINEFLEISCH-ANANAS-NUDELSCHALEN MIT KOKOSMILCH UND KRÄUTERN

VORBEREITUNG: 30 Minuten kochen: 15 Minuten backen: 40 Minuten machen: 4 Portionen FOTO

1 großer Spaghettikürbis

2 Esslöffel raffiniertes Kokosöl

1 Pfund gemahlenes Schweinefleisch

2 Esslöffel fein gehackte Frühlingszwiebeln

2 Esslöffel frischer Limettensaft

1 Esslöffel gehackter frischer Ingwer

6 Knoblauchzehen, gehackt

1 Esslöffel gehacktes Zitronengras

1 Esslöffel rotes Currypulver ohne Salzzusatz nach thailändischer Art

1 Tasse gehackter roter Paprika

1 Tasse gehackte Zwiebel

½ Tasse Karotte im Julienne-Schnitt

1 Baby Bok Choy, in Scheiben geschnitten (3 Tassen)

1 Tasse geschnittene frische Champignons

1 oder 2 Thai-Vogel-Chilis, in dünne Scheiben geschnitten (siehe Trinkgeld)

1 13,5-Unzen-Dose natürliche Kokosmilch (wie Nature's Way)

½ Tasse Hühnerknochenbrühe (siehe Rezept) oder Hühnerbrühe ohne Salzzusatz

¼ Tasse frischer Ananassaft

3 Esslöffel ungesalzene Cashewbutter ohne Ölzusatz

1 Tasse frische Ananas gewürfelt, gewürfelt

Limettenspalten

Frischer Koriander, Minze und / oder Thai-Basilikum

Gehackte geröstete Cashewnüsse

1. Ofen auf 400 ° F vorheizen. Mikrowellen-Spaghetti-Kürbis 3 Minuten lang in der Höhe. Den Kürbis der Länge nach vorsichtig halbieren und die Samen herauskratzen. Reiben Sie 1 Esslöffel Kokosöl über die geschnittenen Seiten des Kürbisses. Legen Sie die Kürbishälften mit den Seiten nach unten auf ein Backblech. 40 bis 50 Minuten backen oder bis der Kürbis leicht mit einem Messer durchstochen werden kann. Kratzen Sie mit den Zinken einer Gabel das Fleisch von den Schalen und halten Sie es warm, bis es servierfertig ist.

2. In einer mittelgroßen Schüssel Schweinefleisch, Frühlingszwiebeln, Limettensaft, Ingwer, Knoblauch, Zitronengras und Currypulver vermischen. gut mischen. In einer extra großen Pfanne den restlichen 1 Esslöffel Kokosöl bei mittlerer bis hoher Hitze erhitzen. Fügen Sie Schweinefleischmischung hinzu; kochen, bis es nicht mehr rosa ist, mit einem Holzlöffel umrühren, um das Fleisch aufzubrechen. Fügen Sie den Paprika, die Zwiebel und die Karotte hinzu; kochen und ca. 3 Minuten rühren oder bis das Gemüse knusprig zart ist. Bok Choy, Pilze, Chilischoten, Kokosmilch, Hühnerknochenbrühe, Ananassaft und Cashewbutter unterrühren. Zum Kochen bringen; Hitze reduzieren. Fügen Sie Ananas hinzu; unbedeckt köcheln lassen, bis es durchgeheizt ist.

3. Zum Servieren den Spaghettikürbis auf vier Servierschalen verteilen. Das Curry-Schweinefleisch über den Kürbis schöpfen. Mit Limettenschnitzen, Kräutern und Cashewnüssen servieren.

WÜRZIGE GEGRILLTE SCHWEINEFLEISCHPASTETCHEN MIT WÜRZIGEM GURKENSALAT

VORBEREITUNG: 30 Minuten Grill: 10 Minuten Stand: 10 Minuten macht: 4 Portionen

DER KNUSPRIGE GURKENSALAT MIT FRISCHER MINZE AROMATISIERT IST EINE KÜHLENDE UND ERFRISCHENDE ERGÄNZUNG ZU DEN WÜRZIGEN SCHWEINEFLEISCHBURGERN.

⅓ Tasse Olivenöl

¼ Tasse gehackte frische Minze

3 Esslöffel Weißweinessig

8 Knoblauchzehen, gehackt

¼ Teelöffel schwarzer Pfeffer

2 mittelgroße Gurken, sehr dünn geschnitten

1 kleine Zwiebel, in dünne Streifen geschnitten (ca. ½ Tasse)

1¼ bis 1½ Pfund gemahlenes Schweinefleisch

¼ Tasse gehackter frischer Koriander

1 bis 2 mittelfrische Jalapeño- oder Serrano-Chilischoten, entkernt (falls gewünscht) und fein gehackt (siehe Trinkgeld)

2 mittelrote Paprika, entkernt und geviertelt

2 Teelöffel Olivenöl

1. In einer großen Schüssel ⅓ Tasse Olivenöl, Minze, Essig, 2 gehackte Knoblauchzehen und den schwarzen Pfeffer verquirlen. Fügen Sie geschnittene Gurken und Zwiebeln hinzu. Werfen, bis alles gut bedeckt ist. Abdecken und bis zum Servieren kalt stellen, dabei ein- oder zweimal umrühren.

2. In einer großen Schüssel Schweinefleisch, Koriander, Chilipfeffer und die restlichen 6 gehackten

Knoblauchzehen vermischen. Form in vier ¾ Zoll dicke Pastetchen. Die Pfefferviertel leicht mit 2 Teelöffeln Olivenöl bestreichen.

3. Für einen Holzkohle- oder Gasgrill Pastetchen und Paprika direkt bei mittlerer Hitze platzieren. Abdecken und grillen, bis ein sofort ablesbares Thermometer, das in die Seiten der Schweinefleischpastetchen eingesetzt ist, 160 ° F anzeigt und die Pfefferviertel zart und leicht verkohlt sind. Warten Sie 10 bis 12 Minuten für Pastetchen und 8 bis 10 Minuten für die Pfefferviertel.

4. Wenn die Pfefferviertel fertig sind, wickeln Sie sie in ein Stück Folie, um sie vollständig einzuschließen. Lassen Sie es etwa 10 Minuten stehen oder bis es kühl genug ist. Ziehen Sie die Pfefferschalen vorsichtig mit einem scharfen Messer ab. Pfefferviertel längs in dünne Scheiben schneiden.

5. Zum Servieren Gurkensalat umrühren und gleichmäßig auf vier große Servierteller geben. Fügen Sie jedem Teller ein Schweinefleischpastetchen hinzu. Die Paprika-Scheiben gleichmäßig auf die Pastetchen stapeln.

ZUCCHINIKRUSTENPIZZA MIT SONNENGETROCKNETER TOMATENPESTO, PAPRIKA UND ITALIENISCHER WURST

VORBEREITUNG: 30 Minuten kochen: 15 Minuten backen: 30 Minuten macht: 4 Portionen

DIES IST MESSER-UND-GABEL-PIZZA. ACHTEN SIE DARAUF, DIE WURST UND DIE PAPRIKA LEICHT IN DIE MIT PESTO ÜBERZOGENE KRUSTE ZU DRÜCKEN, DAMIT DIE BELÄGE SO HAFTEN, DASS DIE PIZZA ORDENTLICH GESCHNITTEN WERDEN KANN.

2 Esslöffel Olivenöl

1 Esslöffel fein gemahlene Mandeln

1 großes Ei, leicht geschlagen

½ Tasse Mandelmehl

1 Esslöffel schnippte frischen Oregano

¼ Teelöffel schwarzer Pfeffer

3 Knoblauchzehen, gehackt

3½ Tassen zerkleinerte Zucchini (2 mittel)

Italienische Wurst (siehe Rezept, unten)

1 Esslöffel natives Olivenöl extra

1 Paprika (gelb, rot oder jeweils die Hälfte), entkernt und in sehr dünne Streifen geschnitten

1 kleine Zwiebel, dünn geschnitten

Sonnengetrocknetes Tomatenpesto (siehe Rezept, unten)

1. Ofen auf 425 ° F vorheizen. Bürsten Sie eine 12-Zoll-Pizza-Pfanne mit den 2 Esslöffel Olivenöl. Mit gemahlenen Mandeln bestreuen. beiseite legen.

2. Für die Kruste in einer großen Schüssel Ei, Mandelmehl, Oregano, schwarzen Pfeffer und Knoblauch vermischen. Legen Sie zerkleinerte Zucchini in ein sauberes Handtuch oder ein Stück Käsetuch. Fest einwickeln

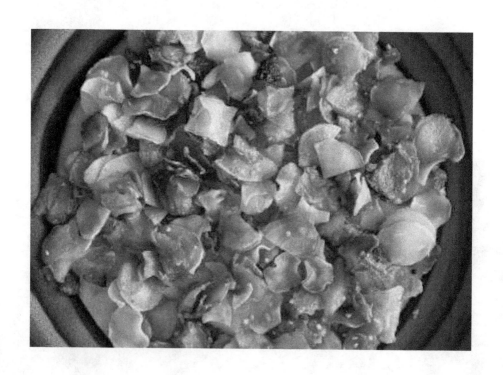

GERÄUCHERTE ZITRONEN-KORIANDER-LAMMKEULE MIT GEGRILLTEM SPARGEL

EINWEICHEN: 30 Minuten Vorbereitung: 20 Minuten Grill: 45 Minuten Stand: 10 Minuten macht: 6 bis 8 Portionen

DIESES GERICHT IST EINFACH, ABER ELEGANT ZWEI ZUTATEN, DIE IM FRÜHJAHR ZUR GELTUNG KOMMEN - LAMM UND SPARGEL. DAS RÖSTEN DER KORIANDERSAMEN VERSTÄRKT DEN WARMEN, ERDIGEN, LEICHT WÜRZIGEN GESCHMACK.

1 Tasse Hickory-Hackschnitzel

2 Esslöffel Koriandersamen

2 Esslöffel fein zerkleinerte Zitronenschale

1½ Teelöffel schwarzer Pfeffer

2 Esslöffel schnippten frischen Thymian

1 2- bis 3-Pfund-Lammkeule ohne Knochen

2 Trauben frischer Spargel

1 Esslöffel Olivenöl

¼ Teelöffel schwarzer Pfeffer

1 Zitrone, vierteln

1. Mindestens 30 Minuten vor dem Räuchern in einer Schüssel die Hickory-Chips in ausreichend Wasser einweichen, um sie zu bedecken. beiseite legen. In einer kleinen Pfanne die Koriandersamen bei mittlerer Hitze etwa 2 Minuten lang oder bis sie duftend und knisternd sind, unter häufigem Rühren rösten. Entfernen Sie die Samen aus der Pfanne. abkühlen lassen. Wenn die Samen abgekühlt sind, grob in Mörser und Pistill zerdrücken (oder Samen auf ein Schneidebrett legen und mit der Rückseite eines Holzlöffels zerdrücken). In einer kleinen Schüssel

27

zerkleinerte Koriandersamen, Zitronenschale, 1½ Teelöffel Pfeffer und Thymian vermischen. beiseite legen.

2. Entfernen Sie das Netz vom Lammbraten, falls vorhanden. Öffnen Sie auf einer Arbeitsfläche den Braten mit der fetten Seite nach unten. Die Hälfte der Gewürzmischung über das Fleisch streuen. mit den Fingern einreiben. Den Braten aufrollen und mit vier bis sechs Stück Küchenschnur aus 100% Baumwolle binden. Streuen Sie die restliche Gewürzmischung über die Außenseite des Bratens und drücken Sie leicht darauf, um zu haften.

3. Ordnen Sie für einen Holzkohlegrill mittelheiße Kohlen um eine Auffangwanne. Über der Pfanne auf mittlere Hitze prüfen. Die abgetropften Holzspäne über die Kohlen streuen. Legen Sie den Lammbraten auf den Grillrost über die Auffangwanne. Abdecken und 40 bis 50 Minuten bei mittlerer Temperatur rauchen. (Bei einem Gasgrill den Grill vorheizen. Hitze auf mittleres Niveau reduzieren. Für indirektes Garen einstellen. Wie oben rauchen, außer abgelassene Holzspäne gemäß den Anweisungen des Herstellers hinzufügen.) Braten locker mit Folie abdecken. Vor dem Schneiden 10 Minuten stehen lassen.

4. In der Zwischenzeit die holzigen Enden vom Spargel abschneiden. In einer großen Schüssel Spargel mit Olivenöl und dem ¼ Teelöffel Pfeffer vermengen. Legen Sie den Spargel um die Außenkanten des Grills, direkt über die Kohlen und senkrecht zum Grillrost. Abdecken und 5 bis 6 Minuten grillen, bis sie knusprig und zart sind. Zitronenschnitze über Spargel drücken.

5. Entfernen Sie die Schnur vom Lammbraten und schneiden Sie das Fleisch in dünne Scheiben. Fleisch mit gegrilltem Spargel servieren.

LAMM HOT POT

VORBEREITUNG: 30 Minuten kochen: 2 Stunden 40 Minuten macht: 4 Portionen

WÄRMEN SIE SICH MIT DIESEM HERZHAFTEN EINTOPF AUF IN EINER HERBST- ODER WINTERNACHT. DER EINTOPF WIRD ÜBER EINEM SAMTIGEN SELLERIE-PASTINAKEN-BREI SERVIERT, DER MIT SENF NACH DIJON-ART, CASHEWCREME UND SCHNITTLAUCH GEWÜRZT IST. HINWEIS: SELLERIEWURZEL WIRD MANCHMAL ALS KNOLLENSELLERIE BEZEICHNET.

10 schwarze Pfefferkörner

6 Salbeiblätter

3 ganze Piment

2 2-Zoll-Streifen Orangenschale

2 Pfund ohne Knochen Lammschulter

3 Esslöffel Olivenöl

2 mittelgroße Zwiebeln, grob gehackt

1 14,5-Unzen-Dose Tomaten ohne Salzzusatz, nicht entwässert

1½ Tassen Rinderknochenbrühe (siehe Rezept) oder Rinderbrühe ohne Salzzusatz

¾ Tasse trockener Weißwein

3 große Knoblauchzehen, zerkleinert und geschält

2 Pfund Selleriewurzel, geschält und in 1-Zoll-Würfel geschnitten

6 mittelgroße Pastinaken, geschält und in 1-Zoll-Scheiben geschnitten (ca. 2 Pfund)

2 Esslöffel Olivenöl

2 Esslöffel Cashewcreme (siehe Rezept)

1 Esslöffel Senf nach Dijon-Art (siehe Rezept)

¼ Tasse Schnittlauch

1. Schneiden Sie für das Bouquet garni ein 7-Zoll-Quadrat aus Käsetuch. Legen Sie Pfefferkörner, Salbei, Piment und Orangenschale in die Mitte des Käsetuchs. Bringen Sie die Ecken des Käsetuchs hoch und binden Sie sie mit einer

sauberen Küchenschnur aus 100% Baumwolle fest. Beiseite legen.

2. Schneiden Sie Fett von der Lammschulter ab; Lamm in 1-Zoll-Stücke schneiden. In einem holländischen Ofen die 3 Esslöffel Olivenöl bei mittlerer Hitze erhitzen. Lammfleisch, falls erforderlich, in Chargen in heißem Öl kochen, bis es braun ist; Aus der Pfanne nehmen und warm halten. Zwiebeln in die Pfanne geben; 5 bis 8 Minuten kochen lassen oder bis sie weich und leicht gebräunt sind. Fügen Sie Bouquet garni, nicht abgetropfte Tomaten, 1¼ Tassen Rinderknochenbrühe, Wein und Knoblauch hinzu. Zum Kochen bringen; Hitze reduzieren. Bedeckt 2 Stunden köcheln lassen und gelegentlich umrühren. Bouquet garni entfernen und wegwerfen.

3. In der Zwischenzeit für Maische Selleriewurzel und Pastinaken in einen großen Suppentopf geben; Mit Wasser bedecken. Bei mittlerer bis hoher Hitze zum Kochen bringen; Hitze reduzieren auf niedrig. Abdecken und 30 bis 40 Minuten leicht köcheln lassen oder bis das Gemüse beim Durchstechen mit einer Gabel sehr zart ist. Ablassen; Gemüse in eine Küchenmaschine geben. Fügen Sie die verbleibende ¼ Tasse Rinderknochenbrühe und die 2 Esslöffel Öl hinzu; Pulsieren, bis die Maische fast glatt ist, aber immer noch eine gewisse Textur aufweist. Halten Sie ein- oder zweimal an, um die Seiten abzukratzen. Den Brei in eine Schüssel geben. Cashewcreme, Senf und Schnittlauch einrühren.

4. Zum Servieren den Brei auf vier Schalen verteilen. Top mit Lamb Hot Pot.

LAMMEINTOPF MIT SELLERIEWURZELNUDELN

VORBEREITUNG: 30 Minuten backen: 1 Stunde 30 Minuten macht: 6 Portionen

SELLERIEWURZEL NIMMT EINE GANZ ANDERE FORM IN DIESEM EINTOPF ALS IM LAMB HOT POT (SIEHE REZEPT). MIT EINEM MANDOLINENSCHNEIDER WERDEN SEHR DÜNNE STREIFEN DER SÜß UND NUSSIG SCHMECKENDEN WURZEL ERZEUGT. DIE „NUDELN" KÖCHELN IM EINTOPF, BIS SIE ZART SIND.

2 Teelöffel Zitronen-Kräuter-Gewürz (siehe Rezept)

1½ Pfund Lammeintopf Fleisch, in 1-Zoll-Würfel geschnitten

2 Esslöffel Olivenöl

2 Tassen gehackte Zwiebeln

1 Tasse gehackte Karotten

1 Tasse gewürfelte Rüben

1 Esslöffel gehackter Knoblauch (6 Nelken)

2 Esslöffel Tomatenmark ohne Salzzusatz

½ Tasse trockener Rotwein

4 Tassen Rinderknochenbrühe (siehe Rezept) oder Rinderbrühe ohne Salzzusatz

1 Lorbeerblatt

2 Tassen 1-Zoll-Würfel Butternusskürbis

1 Tasse gewürfelte Auberginen

1 Pfund Selleriewurzel, geschält

Gehackte frische Petersilie

1. Ofen auf 250 ° F vorheizen. Das Zitronen-Kräuter-Gewürz gleichmäßig über das Lamm streuen. Zum Überziehen vorsichtig umrühren. Erhitzen Sie einen 6- bis 8-Liter-Ofen bei mittlerer bis hoher Hitze. 1 Esslöffel Olivenöl und die Hälfte des gewürzten Lamms in den holländischen Ofen geben. Fleisch von allen Seiten in heißem Öl

anbraten; Übertragen Sie gebräuntes Fleisch auf einen Teller und wiederholen Sie mit restlichem Lamm und Olivenöl. Hitze auf mittel reduzieren.

2. Zwiebeln, Karotten und Rüben in den Topf geben. Gemüse 4 Minuten kochen und umrühren; fügen Sie Knoblauch und Tomatenmark hinzu und kochen Sie 1 Minute mehr. Fügen Sie Rotwein, Rinderknochenbrühe, Lorbeerblatt und reserviertes Fleisch und alle angesammelten Säfte in den Topf. Die Mischung zum Kochen bringen. Decken Sie den holländischen Ofen ab und stellen Sie ihn in den vorgeheizten Ofen. 1 Stunde backen. Butternusskürbis und Auberginen einrühren. Zum Ofen zurückkehren und weitere 30 Minuten backen.

3. Während der Eintopf im Ofen ist, verwenden Sie eine Mandoline, um die Selleriewurzel sehr dünn zu schneiden. Schneiden Sie Selleriewurzelscheiben in ½ Zoll breite Streifen. (Sie sollten ungefähr 4 Tassen haben.) Selleriewurzelstreifen in Eintopf rühren. Etwa 10 Minuten köcheln lassen oder bis sie weich sind. Entfernen und entsorgen Sie das Lorbeerblatt, bevor Sie den Eintopf servieren. Jede Portion mit gehackter Petersilie bestreuen.

FRANZÖSISCHE LAMMKOTELETTS MIT GRANATAPFEL-DATTEL-CHUTNEY

VORBEREITUNG: 10 Minuten kochen: 18 Minuten abkühlen lassen: 10 Minuten machen: 4 Portionen

DER BEGRIFF "FRENCHED" BEZIEHT SICH AUF EINEN RIPPENKNOCHENVON DEM FETT, FLEISCH UND BINDEGEWEBE MIT EINEM SCHARFEN GEMÜSEMESSER ENTFERNT WURDEN. ES SORGT FÜR EINE ATTRAKTIVE PRÄSENTATION. BITTEN SIE IHREN METZGER, DIES ZU TUN, ODER SIE KÖNNEN ES SELBST TUN.

CHUTNEY

½ Tasse ungesüßter Granatapfelsaft

1 Esslöffel frischer Zitronensaft

1 Schalotte, geschält und in dünne Ringe geschnitten

1 Teelöffel fein zerkleinerte Orangenschale

⅓ Tasse gehackte Medjool Datteln

¼ Teelöffel zerkleinerter roter Pfeffer

¼ Tasse Granatapfel Arils *

1 Esslöffel Olivenöl

1 Esslöffel gehackte frische italienische Petersilie

LAMMKOTELETTS

2 Esslöffel Olivenöl

8 französische Lammrippenkoteletts

1. Für das Chutney in einer kleinen Pfanne Granatapfelsaft, Zitronensaft und Schalotte mischen. Zum Kochen bringen; Hitze reduzieren. Unbedeckt 2 Minuten köcheln lassen. Fügen Sie Orangenschale, Datteln und zerkleinerten roten Pfeffer hinzu. 10 Minuten ruhen lassen, bis es abgekühlt

ist. Granatapfelarillen, 1 Esslöffel Olivenöl und Petersilie einrühren. Bis zum Servieren bei Raumtemperatur beiseite stellen.

2. Für die Koteletts in einer großen Pfanne die 2 Esslöffel Olivenöl bei mittlerer Hitze erhitzen. In Chargen arbeiten, Koteletts in die Pfanne geben und 6 bis 8 Minuten bei mittlerer Seltenheit (145 ° F) kochen, dabei einmal wenden. Top Chops mit Chutney.

* Hinweis: Frische Granatäpfel und ihre Arillen oder Samen sind von Oktober bis Februar erhältlich. Wenn Sie sie nicht finden können, verwenden Sie ungesüßte getrocknete Samen, um das Chutney knusprig zu machen.

CHIMICHURRI LAMMKOTELETTS MIT SAUTIERTEM RADICCHIO SLAW

VORBEREITUNG: 30 Minuten marinieren: 20 Minuten kochen: 20 Minuten machen: 4 Portionen

IN ARGENTINIEN IST CHIMICHURRI DAS BELIEBTESTE GEWÜRZBEGLEITEND ZUM BERÜHMTEN GEGRILLTEN STEAK IM GAUCHO-STIL DES LANDES. ES GIBT VIELE VARIATIONEN, ABER DIE DICKE KRÄUTERSAUCE BESTEHT NORMALERWEISE AUS PETERSILIE, KORIANDER ODER OREGANO, SCHALOTTEN UND / ODER KNOBLAUCH, ZERKLEINERTEM ROTEM PFEFFER, OLIVENÖL UND ROTWEINESSIG. ES EIGNET SICH HERVORRAGEND FÜR GEGRILLTES STEAK, ABER AUCH HERVORRAGEND FÜR GERÖSTETE ODER IN DER PFANNE ANGEBRATENE LAMMKOTELETTS, HÜHNCHEN UND SCHWEINEFLEISCH.

8 Lammkoteletts, 1 Zoll dick geschnitten

½ Tasse Chimichurri-Sauce (siehe Rezept)

2 Esslöffel Olivenöl

1 süße Zwiebel, halbiert und in Scheiben geschnitten

1 Teelöffel Kreuzkümmel, zerkleinert *

1 Knoblauchzehe, gehackt

1 Kopf Radicchio, entkernt und in dünne Bänder geschnitten

1 Esslöffel Balsamico-Essig

1. Lammkoteletts in eine extra große Schüssel geben. Mit 2 EL Chimichurri-Sauce beträufeln. Reiben Sie die Sauce mit den Fingern über die gesamte Oberfläche jedes Koteletts. Lassen Sie die Koteletts 20 Minuten bei Raumtemperatur marinieren.

2. In der Zwischenzeit für sautierten Radicchio-Krautsalat in einer extra großen Pfanne 1 Esslöffel Olivenöl erhitzen. Fügen Sie Zwiebel, Kreuzkümmel und Knoblauch hinzu; 6 bis 7 Minuten kochen lassen oder bis die Zwiebel weich ist, dabei häufig umrühren. Radicchio hinzufügen; 1 bis 2 Minuten kochen lassen oder bis der Radicchio nur noch leicht welkt. Krautsalat in eine große Schüssel geben. Fügen Sie Balsamico-Essig hinzu und werfen Sie gut, um zu kombinieren. Abdecken und warm halten.

3. Wischen Sie die Pfanne aus. Den restlichen 1 Esslöffel Olivenöl in die Pfanne geben und bei mittlerer bis hoher Hitze erhitzen. Fügen Sie die Lammkoteletts hinzu; Hitze auf mittel reduzieren. 9 bis 11 Minuten oder bis zum gewünschten Gargrad kochen, dabei die Koteletts gelegentlich mit einer Zange wenden.

4. Koteletts mit Krautsalat und der restlichen Chimichurri-Sauce servieren.

* Hinweis: Um Kreuzkümmel zu zerkleinern, verwenden Sie einen Mörser und einen Stößel - oder legen Sie Samen auf ein Schneidebrett und zerdrücken Sie sie mit einem Kochmesser.

ANCHO-SALBEI-GERIEBENE LAMMKOTELETTS MIT KAROTTEN-SÜßKARTOFFEL-REMOULADE

VORBEREITUNG: 12 Minuten kalt: 1 bis 2 Stunden Grill: 6 Minuten macht: 4 Portionen

ES GIBT DREI ARTEN VON LAMMKOTELETTS.DICKE UND FLEISCHIGE LENDENKOTELETTS SEHEN AUS WIE KLEINE T-BONE-STEAKS. RIPPENKOTELETTS - HIER GEFORDERT - ENTSTEHEN DURCH SCHNEIDEN ZWISCHEN DEN KNOCHEN EINES LAMMKARREE. SIE SIND SEHR ZART UND HABEN EINEN LANGEN, ATTRAKTIVEN KNOCHEN AN DER SEITE. SIE WERDEN OFT IN DER PFANNE ANGEBRATEN ODER GEGRILLT SERVIERT. BUDGETFREUNDLICHE SCHULTERKOTELETTS SIND ETWAS FETTER UND WENIGER ZART ALS DIE BEIDEN ANDEREN TYPEN. SIE WERDEN AM BESTEN GEBRÄUNT UND DANN IN WEIN, BRÜHE UND TOMATEN - ODER EINER KOMBINATION DAVON - GESCHMORT.

- 3 mittelgroße Karotten, grob zerkleinert
- 2 kleine Süßkartoffeln, Julienne-Schnitt * oder grob zerkleinert
- ½ Tasse Paleo Mayo (siehe Rezept)
- 2 Esslöffel frischer Zitronensaft
- 2 Teelöffel Senf nach Dijon-Art (siehe Rezept)
- 2 Esslöffel schnippten frische Petersilie
- ½ Teelöffel schwarzer Pfeffer
- 8 Lammrippenkoteletts, ½ bis ¾ Zoll dick geschnitten
- 2 Esslöffel geschnittener frischer Salbei oder 2 Teelöffel getrockneter Salbei, zerkleinert
- 2 Teelöffel gemahlener Ancho-Chilipfeffer
- ½ Teelöffel Knoblauchpulver

1. Für die Remoulade in einer mittelgroßen Schüssel Karotten und Süßkartoffeln mischen. In einer kleinen Schüssel Paleo Mayo, Zitronensaft, Senf nach Dijon-Art, Petersilie und schwarzen Pfeffer verrühren. Über Karotten und Süßkartoffeln gießen; werfen, um zu beschichten. Abdecken und 1 bis 2 Stunden kalt stellen.

2. In einer kleinen Schüssel Salbei, Ancho Chili und Knoblauchpulver vermischen. Die Lammkoteletts mit Gewürzmischung einreiben.

3. Legen Sie für einen Holzkohle- oder Gasgrill Lammkoteletts direkt bei mittlerer Hitze auf einen Grillrost. Abdecken und 6 bis 8 Minuten bei mittlerer Seltenheit (145 ° F) oder 10 bis 12 Minuten bei mittlerer (150 ° F) grillen. Nach der Hälfte des Grillvorgangs einmal wenden.

4. Die Lammkoteletts mit der Remoulade servieren.

* Hinweis: Verwenden Sie eine Mandoline mit einem Julienne-Aufsatz, um die Süßkartoffeln zu schneiden.

LAMMKOTELETTS MIT SCHALOTTE, MINZE UND OREGANO RUB

VORBEREITUNG: 20 Minuten marinieren: 1 bis 24 Stunden Braten: 40 Minuten Grillen: 12 Minuten macht: 4 Portionen

WIE BEI DEN MEISTEN MARINIERTEN FLEISCHSORTEN JE LÄNGER SIE DAS KRAUT VOR DEM KOCHEN AUF DEN LAMMKOTELETTS REIBEN LASSEN, DESTO SCHMACKHAFTER WERDEN SIE. ES GIBT EINE AUSNAHME VON DIESER REGEL, UND DAS IST, WENN SIE EINE MARINADE VERWENDEN, DIE STARK SAURE ZUTATEN WIE ZITRUSSAFT, ESSIG UND WEIN ENTHÄLT. WENN SIE DAS FLEISCH ZU LANGE IN EINER SAUREN MARINADE STEHEN LASSEN, BEGINNT ES ZU ZERFALLEN UND MATSCHIG ZU WERDEN.

LAMM

- 2 Esslöffel fein gehackte Schalotte
- 2 Esslöffel fein gehackte frische Minze
- 2 Esslöffel fein gehackter frischer Oregano
- 5 Teelöffel mediterrane Gewürze (siehe Rezept)
- 4 Teelöffel Olivenöl
- 2 Knoblauchzehen, gehackt
- 8 Lammrippenkoteletts, ca. 1 cm dick geschnitten

SALAT

- ¾ Pfund Baby-Rüben, getrimmt
- 1 Esslöffel Olivenöl
- ¼ Tasse frischer Zitronensaft
- ¼ Tasse Olivenöl
- 1 Esslöffel fein gehackte Schalotte
- 1 Teelöffel Senf nach Dijon-Art (siehe Rezept)
- 6 Tassen gemischtes Grün

4 Teelöffel Schnittlauch geschnitten

1. Für das Lamm in einer kleinen Schüssel 2 Esslöffel
   Schalotte, Minze, Oregano, 4 Teelöffel Mittelmeergewürz
   und 4 Teelöffel Olivenöl vermischen. Streuen Sie Reiben
   über alle Seiten der Lammkoteletts; mit den Fingern
   einreiben. Legen Sie die Koteletts auf einen Teller. Mit
   Plastikfolie abdecken und zum Marinieren mindestens 1
   Stunde oder bis zu 24 Stunden im Kühlschrank lagern.

2. Für Salat den Ofen auf 400 ° F vorheizen. Rüben gut
   schrubben; in Keile schneiden. In eine 2-Liter-Auflaufform
   geben. Mit 1 Esslöffel Olivenöl beträufeln. Schüssel mit
   Folie abdecken. Braten Sie ungefähr 40 Minuten oder bis
   die Rüben zart sind. Vollständig abkühlen lassen. (Rüben
   können bis zu 2 Tage im Voraus geröstet werden.)

3. In einem Schraubglas Zitronensaft, ¼ Tasse Olivenöl, 1
   Esslöffel Schalotte, Senf nach Dijon-Art und den restlichen
   1 Teelöffel mediterrane Gewürze mischen. Abdecken und
   gut schütteln. In einer Salatschüssel Rüben und Gemüse
   mischen; Mit etwas Vinaigrette vermengen.

4. Bei einem Holzkohle- oder Gasgrill die Koteletts bei
   mittlerer Hitze direkt auf den gefetteten Grillrost legen.
   Abdecken und bis zum gewünschten Gargrad grillen. Nach
   der Hälfte des Grillvorgangs einmal wenden. Warten Sie
   12 bis 14 Minuten für Medium Rare (145 ° F) oder 15 bis
   17 Minuten für Medium (160 ° F).

5. Zum Servieren 2 Lammkoteletts und etwas Salat auf jeden
   der vier Servierteller legen. Mit Schnittlauch bestreuen.
   Die restliche Vinaigrette passieren.

MIT GARTEN GEFÜLLTE LAMMBURGER MIT COULIS AUS ROTEM PFEFFER

VORBEREITUNG: 20 Minuten Stand: 15 Minuten Grill: 27 Minuten macht: 4 Portionen

EIN COULIS IST NICHTS ANDERES ALS EINE EINFACHE, GLATTE SAUCEHERGESTELLT AUS PÜRIERTEM OBST ODER GEMÜSE. DIE HELLE UND SCHÖNE PAPRIKASAUCE FÜR DIESE LAMMBURGER BEKOMMT EINE DOPPELTE DOSIS RAUCH - VOM GRILLEN UND VON EINEM SCHUSS GERÄUCHERTEM PAPRIKA.

ROTER PFEFFER COULIS

1 große rote Paprika

1 Esslöffel trockener Weißwein oder Weißweinessig

1 Teelöffel Olivenöl

½ Teelöffel geräucherter Paprika

BURGER

¼ Tasse schnippte ungeschwefelte getrocknete Tomaten

¼ Tasse zerkleinerte Zucchini

1 Esslöffel schnippte frisches Basilikum

2 Teelöffel Olivenöl

½ Teelöffel schwarzer Pfeffer

1½ Pfund Lammhackfleisch

1 Eiweiß, leicht geschlagen

1 Esslöffel mediterrane Gewürze (siehe Rezept)

1. Für die Coulis mit rotem Pfeffer den roten Pfeffer bei mittlerer Hitze direkt auf den Grillrost legen. Abdecken und 15 bis 20 Minuten grillen oder bis sie verkohlt und sehr zart sind. Den Pfeffer etwa alle 5 Minuten wenden, um jede Seite zu verkohlen. Vom Grill nehmen und sofort

in eine Papiertüte oder Folie legen, um den Pfeffer vollständig einzuschließen. 15 Minuten stehen lassen oder bis es kühl genug ist. Ziehen Sie die Häute vorsichtig mit einem scharfen Messer ab und werfen Sie sie weg. Pfeffer der Länge nach vierteln und Stängel, Samen und Membranen entfernen. In einer Küchenmaschine den gerösteten Pfeffer, den Wein, das Olivenöl und den geräucherten Paprika vermengen. Abdecken und verarbeiten oder glatt rühren.

2. Zum Füllen getrocknete Tomaten in eine kleine Schüssel geben und mit kochendem Wasser bedecken. 5 Minuten stehen lassen; ablassen. Pat Tomaten und zerkleinerte Zucchini mit Papiertüchern trocken. In der kleinen Schüssel Tomaten, Zucchini, Basilikum, Olivenöl und ¼ Teelöffel schwarzen Pfeffers verrühren. beiseite legen.

3. In einer großen Schüssel Lammhackfleisch, Eiweiß, restlichen ¼ Teelöffel schwarzen Pfeffer und mediterrane Gewürze vermischen. gut mischen. Teilen Sie die Fleischmischung in acht gleiche Portionen und formen Sie jede zu einer ¼ Zoll dicken Pastete. Löffelfüllung auf vier der Pastetchen; Mit den restlichen Pastetchen und Quetschkanten bedecken, um die Füllung abzudichten.

4. Legen Sie die Pastetchen bei mittlerer Hitze direkt auf den Grillrost. Decken Sie es ab und grillen Sie es 12 bis 14 Minuten lang oder bis es fertig ist (160 ° F). Drehen Sie es einmal nach der Hälfte des Grillvorgangs.

5. Zum Servieren Burger mit Paprika-Coulis belegen.

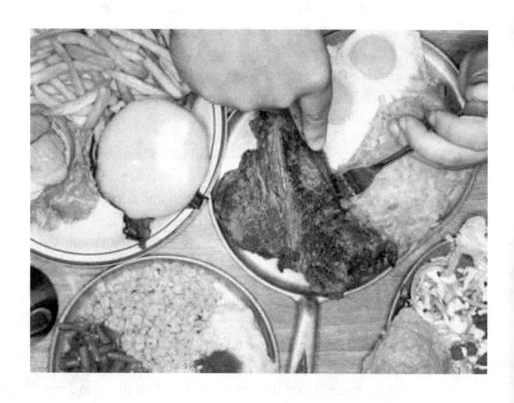

DOPPEL-OREGANO-LAMM-KABOBS MIT TZATZIKI-SAUCE

EINWEICHEN: 30 Minuten Zubereitung: 20 Minuten Chillen: 30 Minuten Grillen: 8 Minuten macht: 4 Portionen

DIESE LAMM-KABOBS SIND IM WESENTLICHEN WAS IM MITTELMEERRAUM UND IM NAHEN OSTEN ALS KOFTA BEKANNT IST - GEWÜRZTES HACKFLEISCH (NORMALERWEISE LAMMFLEISCH ODER RINDFLEISCH) WIRD ZU KUGELN ODER UM EINEN SPIEß GEFORMT UND DANN GEGRILLT. FRISCHER UND GETROCKNETER OREGANO VERLEIHEN IHNEN EINEN GROßARTIGEN GRIECHISCHEN GESCHMACK.

8 10-Zoll-Holzspieße

LAMM KABOBS

1½ Pfund mageres Lammfleisch

1 kleine Zwiebel, zerkleinert und trocken gepresst

1 Esslöffel schnippte frischen Oregano

2 Teelöffel getrockneter Oregano, zerkleinert

1 Teelöffel schwarzer Pfeffer

TZATZIKI SAUCE

1 Tasse Paleo Mayo (siehe Rezept)

Eine halbe große Gurke, entkernt und zerkleinert und trocken gepresst

2 Esslöffel frischer Zitronensaft

1 Knoblauchzehe, gehackt

1. Spieße 30 Minuten lang in ausreichend Wasser einweichen.

2. Für Lamm-Kabobs in einer großen Schüssel Lammhackfleisch, Zwiebel, frischen und getrockneten Oregano und Pfeffer mischen. gut mischen. Teilen Sie die Lammmischung in acht gleiche Portionen. Formen Sie

jede Portion um die Hälfte eines Spießes und erstellen Sie einen 5 × 1-Zoll-Stamm. Abdecken und mindestens 30 Minuten kalt stellen.

3. In der Zwischenzeit für Tzatziki-Sauce in einer kleinen Schüssel Paleo Mayo, Gurke, Zitronensaft und Knoblauch vermischen. Abdecken und bis zum Servieren kalt stellen.

4. Für einen Holzkohle- oder Gasgrill Lammkabobs direkt bei mittlerer Hitze auf den Grillrost legen. Decken Sie es ab und grillen Sie es etwa 8 Minuten lang bei mittlerer Temperatur (160 ° F). Drehen Sie es einmal nach der Hälfte des Grillvorgangs.

5. Lamm-Kabobs mit Tzatziki-Sauce servieren.

BRATHÄHNCHEN MIT SAFRAN UND ZITRONE

VORBEREITUNG: 15 Minuten kalt: 8 Stunden Braten: 1 Stunde 15 Minuten Stand: 10 Minuten macht: 4 Portionen

SAFRAN SIND DIE GETROCKNETEN STAUBBLÄTTER EINER ART KROKUSBLÜTE. ES IST TEUER, ABER EIN BISSCHEN REICHT WEIT. ES VERLEIHT DIESEM KNUSPRIGEN BRATHÄHNCHEN SEINEN ERDIGEN, UNVERWECHSELBAREN GESCHMACK UND SEINEN WUNDERSCHÖNEN GELBEN FARBTON.

1 4 bis 5 Pfund ganzes Huhn

3 Esslöffel Olivenöl

6 Knoblauchzehen, zerkleinert und geschält

1½ Esslöffel fein zerkleinerte Zitronenschale

1 Esslöffel frischer Thymian

1½ Teelöffel gerissener schwarzer Pfeffer

½ Teelöffel Safranfäden

2 Lorbeerblätter

1 Zitrone, geviertelt

1. Hals und Innereien vom Huhn entfernen; verwerfen oder für eine andere Verwendung speichern. Hühnerkörperhöhle ausspülen; Mit Papiertüchern trocken tupfen. Schneiden Sie überschüssige Haut oder Fett vom Huhn ab.

2. In einer Küchenmaschine Olivenöl, Knoblauch, Zitronenschale, Thymian, Pfeffer und Safran mischen. Zu einer glatten Paste verarbeiten.

3. Reiben Sie mit den Fingern Paste über die Außenfläche des Huhns und den inneren Hohlraum. Übertragen Sie Huhn

in eine große Schüssel; abdecken und mindestens 8 Stunden oder über Nacht kühlen.

4. Ofen auf 425 ° F vorheizen. Zitronenviertel und Lorbeerblätter in die Hühnerhöhle geben. Binden Sie die Beine mit einer Küchenschnur aus 100% Baumwolle zusammen. Stecken Sie die Flügel unter das Huhn. Führen Sie ein ofengebundenes Fleischthermometer in den inneren Oberschenkelmuskel ein, ohne den Knochen zu berühren. Legen Sie das Huhn auf einen Rost in eine große Bratpfanne.

5. 15 Minuten rösten. Reduzieren Sie die Ofentemperatur auf 375 ° F. Braten Sie noch etwa 1 Stunde oder bis die Säfte klar sind und das Thermometer 175 ° F anzeigt. Zelt Huhn mit Folie. Vor dem Schnitzen 10 Minuten stehen lassen.

SPATCHCOCKED CHICKEN MIT JICAMA SLAW

VORBEREITUNG: 40 Minuten Grill: 1 Stunde 5 Minuten Stand: 10 Minuten macht: 4 Portionen

"SPATCHCOCK" IST EIN ALTER KOCHBEGRIFF DAS WURDE KÜRZLICH WIEDER VERWENDET, UM DEN VORGANG ZU BESCHREIBEN, BEI DEM EIN KLEINER VOGEL - WIE EIN HUHN ODER EINE KORNISCHE HENNE - AUF DEM RÜCKEN GESPALTEN UND DANN GEÖFFNET UND WIE EIN BUCH ABGEFLACHT WIRD, DAMIT ER SCHNELLER UND GLEICHMÄßIGER KOCHEN KANN. ES ÄHNELT DEM SCHMETTERLING, BEZIEHT SICH JEDOCH NUR AUF GEFLÜGEL.

HÄHNCHEN

- 1 Poblano Chili
- 1 Esslöffel fein gehackte Schalotte
- 3 Knoblauchzehen, gehackt
- 1 Teelöffel fein zerkleinerte Zitronenschale
- 1 Teelöffel fein zerkleinerte Limettenschale
- 1 Teelöffel Smoky Seasoning (siehe Rezept)
- ½ Teelöffel getrockneter Oregano, zerkleinert
- ½ Teelöffel gemahlener Kreuzkümmel
- 1 Esslöffel Olivenöl
- 1 3 bis 3½ Pfund ganzes Huhn

KRAUTSALAT

- ½ mittelgroße Jicama, geschält und in Julienne-Streifen geschnitten (ca. 3 Tassen)
- ½ Tasse dünn geschnittene Frühlingszwiebeln (4)
- 1 Granny-Smith-Apfel, geschält, entkernt und in Julienne-Streifen geschnitten
- ⅓ Tasse schnippte frischen Koriander
- 3 Esslöffel frischer Orangensaft

3 Esslöffel Olivenöl

1 Teelöffel Zitronen-Kräuter-Gewürz (siehe <u>Rezept</u>)

1. Ordnen Sie für einen Holzkohlegrill mittelheiße Kohlen auf einer Seite des Grills an. Stellen Sie eine Auffangwanne unter die leere Seite des Grills. Legen Sie Poblano direkt über mittelgroße Kohlen auf den Grillrost. Abdecken und 15 Minuten grillen oder bis der Poblano allseitig verkohlt ist, dabei gelegentlich wenden. Poblano sofort in Folie einwickeln; 10 Minuten stehen lassen. Folie öffnen und Poblano der Länge nach halbieren; Stängel und Samen entfernen (siehe<u>Trinkgeld</u>). Mit einem scharfen Messer die Haut vorsichtig abziehen und wegwerfen. Den Poblano fein hacken. (Bei einem Gasgrill den Grill vorheizen; Hitze auf mittleres Niveau reduzieren. Für indirektes Garen einstellen. Wie oben über dem eingeschalteten Brenner grillen.)

2. Zum Einreiben in einer kleinen Schüssel Poblano, Schalotte, Knoblauch, Zitronenschale, Limettenschale, Smoky Seasoning, Oregano und Kreuzkümmel vermischen. Öl einrühren; gut mischen, um eine Paste zu machen.

3. Um das Huhn zu spatchcock, entfernen Sie den Hals und die Innereien vom Huhn (außer für eine andere Verwendung). Legen Sie das Huhn mit der Brust nach unten auf ein Schneidebrett. Verwenden Sie eine Küchenschere, um eine Seite des Rückgrats in Längsrichtung vom Halsende aus zu schneiden. Wiederholen Sie den Längsschnitt zur gegenüberliegenden Seite des Rückgrats. Entfernen und entsorgen Sie das Rückgrat. Hühnerhaut umdrehen.

Drücken Sie zwischen die Brüste, um den Brustknochen zu brechen, sodass das Huhn flach liegt.

4. Beginnen Sie am Hals auf einer Seite der Brust und schieben Sie Ihre Finger zwischen Haut und Fleisch, um die Haut zu lockern, während Sie in Richtung Oberschenkel arbeiten. Befreie die Haut um den Oberschenkel. Wiederholen Sie dies auf der anderen Seite. Verwenden Sie Ihre Finger, um das Fleisch unter der Haut des Huhns zu reiben.

5. Legen Sie das Huhn mit der Brust nach unten auf den Grillrost über die Auffangwanne. Gewicht mit zwei in Folie eingewickelten Ziegeln oder einer großen gusseisernen Pfanne. Abdecken und 30 Minuten grillen. Drehen Sie das Huhn mit der Knochenseite nach unten auf das Gestell und beschweren Sie es erneut mit Ziegeln oder einer Pfanne. Grillen Sie abgedeckt etwa 30 Minuten länger oder bis das Huhn nicht mehr rosa ist (175 ° F im Oberschenkelmuskel). Nehmen Sie das Huhn vom Grill. 10 Minuten stehen lassen. (Für einen Gasgrill legen Sie das Huhn von der Hitze weg auf den Grillrost. Grillen Sie wie oben.)

6. In der Zwischenzeit für den Krautsalat in einer großen Schüssel Jicama, Frühlingszwiebeln, Apfel und Koriander mischen. In einer kleinen Schüssel Orangensaft, Öl und Zitronen-Kräuter-Gewürz verquirlen. Über die Jicama-Mischung gießen und zum Überziehen werfen. Hähnchen mit dem Krautsalat servieren.

GEBRATENE HÜHNERHINTERVIERTEL MIT WODKA, KAROTTEN UND TOMATENSAUCE

VORBEREITUNG: 15 Minuten kochen: 15 Minuten braten: 30 Minuten machen: 4 Portionen

WODKA KANN AUS MEHREREN HERGESTELLT WERDEN VERSCHIEDENE LEBENSMITTEL, DARUNTER KARTOFFELN, MAIS, ROGGEN, WEIZEN UND GERSTE - SOGAR TRAUBEN. OBWOHL DIESE SAUCE NICHT VIEL WODKA ENTHÄLT, WENN SIE SIE AUF VIER PORTIONEN VERTEILEN, SOLLTEN SIE NACH VOKDA AUS KARTOFFELN ODER TRAUBEN SUCHEN, UM PALÄO-KONFORM ZU SEIN.

3 Esslöffel Olivenöl

4 Hähnchenhinterviertel mit Knochen oder fleischige Hähnchenstücke, gehäutet

1 28-Unzen-Dose Pflaumentomaten ohne Salzzusatz, abgetropft

½ Tasse fein gehackte Zwiebel

½ Tasse fein gehackte Karotte

3 Knoblauchzehen, gehackt

1 Teelöffel mediterrane Gewürze (siehe Rezept)

⅛ Teelöffel Cayennepfeffer

1 Zweig frischer Rosmarin

2 Esslöffel Wodka

1 Esslöffel geschnittenes frisches Basilikum (optional)

1. Ofen auf 375 ° F vorheizen. In einer extra großen Pfanne 2 Esslöffel Öl bei mittlerer bis hoher Hitze erhitzen. Fügen Sie Huhn hinzu; kochen Sie ungefähr 12 Minuten oder bis gebräunt, bis sie gleichmäßig braun werden. Legen Sie die Pfanne in den vorgeheizten Ofen. Unbedeckt 20 Minuten braten.

2. In der Zwischenzeit für die Sauce eine Küchenschere verwenden, um die Tomaten zu schneiden. In einem mittelgroßen Topf den restlichen 1 Esslöffel Öl bei mittlerer Hitze erhitzen. Fügen Sie Zwiebel, Karotte und Knoblauch hinzu; 3 Minuten kochen lassen oder bis sie weich sind, dabei häufig umrühren. Geschnittene Tomaten, mediterrane Gewürze, Cayennepfeffer und Rosmarinzweig einrühren. Bei mittlerer bis hoher Hitze zum Kochen bringen; Hitze reduzieren. Unbedeckt 10 Minuten köcheln lassen und gelegentlich umrühren. Wodka einrühren; noch 1 Minute kochen; Rosmarinzweig entfernen und wegwerfen.

3. Sauce über Hühnchen in der Pfanne schöpfen. Bratpfanne wieder in den Ofen geben. Bedeckt, abgedeckt, ca. 10 Minuten länger oder bis das Huhn zart und nicht mehr rosa ist (175 ° F). Wenn gewünscht, mit Basilikum bestreuen.

POULET RÔTI UND RUTABAGA FRITES

DIE KNUSPRIGEN RUTABAGA-POMMES SIND KÖSTLICH SERVIERT MIT DEM GEBRATENEN HUHN UND DEN DAZUGEHÖRIGEN KOCHSÄFTEN - ABER SIE SIND EBENSO LECKER, WENN SIE SELBST HERGESTELLT UND MIT PALÄO-KETCHUP SERVIERT WERDEN (SIEHE REZEPT) ODER NACH BELGISCHER ART MIT PALÄO AÏOLI (KNOBLAUCH MAYO, SIEHE) SERVIERT REZEPT).

6 Esslöffel Olivenöl

1 Esslöffel mediterrane Gewürze (siehe Rezept)

4 Hähnchenschenkel mit Knochen, enthäutet (insgesamt ca. 1 ¼ Pfund)

4 Hähnchenkeulen, gehäutet (insgesamt ca. 1 Pfund)

1 Tasse trockener Weißwein

1 Tasse Hühnerknochenbrühe (siehe Rezept) oder Hühnerbrühe ohne Salzzusatz

1 kleine Zwiebel, geviertelt

Olivenöl

1½ bis 2 Pfund Rutabagas

2 Esslöffel schnippten frischen Schnittlauch

Schwarzer Pfeffer

1. Ofen auf 400 ° F vorheizen. In einer kleinen Schüssel 1 Esslöffel Olivenöl und das mediterrane Gewürz vermischen. auf Hühnchenstücke reiben. In einer extra großen Pfanne 2 Esslöffel Öl erhitzen. Fügen Sie Hühnchenstücke mit den fleischigen Seiten nach unten hinzu. Unbedeckt ca. 5 Minuten kochen lassen oder bis sie braun sind. Die Pfanne vom Herd nehmen. Hähnchenstücke mit den gebräunten Seiten nach oben

drehen. Fügen Sie Wein, Hühnerknochenbrühe und
Zwiebel hinzu.

2. Stellen Sie die Pfanne in den Ofen auf den mittleren Rost.
Unbedeckt 10 Minuten backen.

3. Für Pommes Frites ein großes Backblech leicht mit Olivenöl
bestreichen. beiseite legen. Rutabagas schälen. Schneiden
Sie Rutabagas mit einem scharfen Messer in ½-Zoll-
Scheiben. Schneiden Sie die Scheiben der Länge nach in
½-Zoll-Streifen. In einer großen Schüssel
Rutabagastreifen mit den restlichen 3 Esslöffeln Öl
vermengen. Die Rutabagastreifen in einer Schicht auf dem
vorbereiteten Backblech verteilen. In den Ofen auf dem
oberen Rost legen. 15 Minuten backen; Pommes
umdrehen. Backen Sie das Huhn noch 10 Minuten oder bis
es nicht mehr rosa ist. Hähnchen aus dem Ofen nehmen.
Backen Sie die Pommes 5 bis 10 Minuten oder bis sie
braun und zart sind.

4. Hähnchen und Zwiebel aus der Pfanne nehmen und Säfte
aufbewahren. Decken Sie Huhn und Zwiebel, um warm zu
halten. Bringen Sie die Säfte bei mittlerer Hitze zum
Kochen. Hitze reduzieren. Unbedeckt ca. 5 Minuten
köcheln lassen oder bis die Säfte leicht reduziert sind.

5. Zum Servieren Pommes mit Schnittlauch werfen und mit
Pfeffer würzen. Hähnchen mit Kochsäften und Pommes
Frites servieren.

DREIFACH-PILZ COQ AU VIN MIT SCHNITTLAUCH ZERDRÜCKTEN RUTABAGAS

VORBEREITUNG: 15 Minuten kochen: 1 Stunde 15 Minuten macht: 4 bis 6 Portionen

WENN SICH ETWAS SAND IN DER SCHÜSSEL BEFINDET NACH DEM EINWEICHEN DER GETROCKNETEN PILZE - UND ES IST WAHRSCHEINLICH, DASS DIES DER FALL SEIN WIRD - DIE FLÜSSIGKEIT DURCH EIN DOPPELT DICKES KÄSETUCH IN EINEM FEINMASCHIGEN SIEB PASSIEREN.

1 Unze getrocknete Steinpilze oder Morcheln

1 Tasse kochendes Wasser

2 bis 2½ Pfund Hühnerschenkel und Drumsticks, gehäutet

Schwarzer Pfeffer

2 Esslöffel Olivenöl

2 mittelgroße Lauch, längs halbiert, gespült und in dünne Scheiben geschnitten

2 Portobello-Pilze, in Scheiben geschnitten

8 Unzen frische Austernpilze, gestielt und in Scheiben geschnitten, oder geschnittene frische Champignons

¼ Tasse Tomatenmark ohne Salzzusatz

1 Teelöffel getrockneter Majoran, zerkleinert

½ Teelöffel getrockneter Thymian, zerkleinert

½ Tasse trockener Rotwein

6 Tassen Hühnerknochenbrühe (siehe Rezept) oder Hühnerbrühe ohne Salzzusatz

2 Lorbeerblätter

2 bis 2½ Pfund Rutabagas, geschält und gehackt

2 Esslöffel schnippten frischen Schnittlauch

½ Teelöffel schwarzer Pfeffer

Schnippter frischer Thymian (optional)

1. In einer kleinen Schüssel die Steinpilze und das kochende Wasser vermischen. 15 Minuten stehen lassen. Entfernen

56

Sie die Pilze und bewahren Sie die Einweichflüssigkeit auf. Pilze hacken. Die Pilze und die Einweichflüssigkeit beiseite stellen.

2. Hähnchen mit Pfeffer bestreuen. In einer extragroßen Pfanne mit dicht schließendem Deckel 1 Esslöffel Olivenöl bei mittlerer bis hoher Hitze erhitzen. Kochen Sie die Hühnchenstücke in zwei Chargen in heißem Öl etwa 15 Minuten lang, bis sie leicht gebräunt sind. Drehen Sie sie einmal. Nehmen Sie das Huhn aus der Pfanne. Lauch, Portobello-Pilze und Austernpilze einrühren. 4 bis 5 Minuten kochen lassen oder bis die Pilze anfangen zu bräunen, gelegentlich umrühren. Tomatenmark, Majoran und Thymian einrühren; kochen und 1 Minute rühren. Wein einrühren; kochen und 1 Minute rühren. 3 Tassen Hühnerknochenbrühe, Lorbeerblätter, eine halbe Tasse der reservierten Pilz-Einweichflüssigkeit und rehydrierte gehackte Pilze einrühren. Geben Sie das Huhn in die Pfanne zurück. Zum Kochen bringen; Hitze reduzieren. Gedeckt ca. 45 Minuten köcheln lassen oder bis das Huhn zart ist. Das Huhn nach der Hälfte des Garvorgangs einmal wenden.

3. In einem großen Topf Rutabagas und die restlichen 3 Tassen Brühe vermischen. Wenn nötig, fügen Sie Wasser hinzu, um nur die Rutabagas zu bedecken. Zum Kochen bringen; Hitze reduzieren. Unbedeckt 25 bis 30 Minuten köcheln lassen oder bis die Rutabagas weich sind, gelegentlich umrühren. Rutabagas abtropfen lassen und Flüssigkeit aufbewahren. Rutabagas wieder in den Topf geben. Fügen Sie den restlichen 1 Esslöffel Olivenöl, den Schnittlauch und den ½ Teelöffel Pfeffer hinzu. Mit einem

Kartoffelstampfer die Rutabaga-Mischung zerdrücken und nach Bedarf Kochflüssigkeit hinzufügen, um die gewünschte Konsistenz zu erzielen.

4. Lorbeerblätter aus der Hühnermischung entfernen; verwerfen. Hähnchen und Sauce über zerdrückten Rutabagas servieren. Wenn gewünscht, mit frischem Thymian bestreuen.

PFIRSICH-BRANDY-GLASIERTE DRUMSTICKS

VORBEREITUNG: 30 Minuten Grill: 40 Minuten macht: 4 Portionen

DIESE HÄHNCHENSCHENKEL SIND PERFEKT MIT EINEM KNUSPRIGEN KRAUTSALAT UND DEN WÜRZIGEN, IM OFEN GEBACKENEN SÜßKARTOFFEL-POMMES NACH DEM REZEPT FÜR DIE MIT GEWÜRZEN EINGERIEBENE SCHWEINESCHULTER IN TUNESIEN (SIEHE REZEPT). SIE WERDEN HIER MIT KNUSPRIGEM KRAUTSALAT MIT RADIESCHEN, MANGO UND MINZE GEZEIGT (SIEHEREZEPT).

PFIRSICH-BRANDY-GLASUR

1 Esslöffel Olivenöl

½ Tasse gehackte Zwiebel

2 frische mittelgroße Pfirsiche, halbiert, entkernt und gehackt

2 Esslöffel Brandy

1 Tasse BBQ Sauce (siehe Rezept)

8 Hähnchenkeulen (insgesamt 2 bis 2½ Pfund), auf Wunsch gehäutet

1. Für die Glasur in einem mittelgroßen Topf Olivenöl bei mittlerer Hitze erhitzen. Zwiebel hinzufügen; kochen Sie ungefähr 5 Minuten oder bis zart, gelegentlich rührend. Pfirsiche hinzufügen. Abdecken und 4 bis 6 Minuten kochen lassen oder bis die Pfirsiche weich sind, gelegentlich umrühren. Brandy hinzufügen; Unbedeckt 2 Minuten kochen lassen, dabei gelegentlich umrühren. Leicht abkühlen lassen. Die Pfirsichmischung in einen Mixer oder eine Küchenmaschine geben. Abdecken und mischen oder glatt rühren. Fügen Sie BBQ Sauce hinzu. Abdecken und mischen oder glatt rühren. Die Sauce

wieder in den Topf geben. Bei mittlerer Hitze kochen, bis alles durchgeheizt ist. ¾ Tasse der Sauce in eine kleine Schüssel geben, um das Huhn zu bestreichen. Halten Sie die restliche Sauce warm, um sie mit gegrilltem Hähnchen zu servieren.

2. Ordnen Sie für einen Holzkohlegrill mittelheiße Kohlen um eine Auffangwanne. Über der Auffangwanne auf mittlere Hitze prüfen. Legen Sie die Hähnchenkeulen auf den Grillrost über die Auffangwanne. Bedecken Sie und grillen Sie für 40 bis 50 Minuten oder bis das Huhn nicht mehr rosa ist (175 ° F), drehen Sie sich einmal nach der Hälfte des Grillens und bürsten Sie mit ¾ Tasse der Pfirsich-Brandy-Glasur für die letzten 5 bis 10 Minuten des Grillens. (Für einen Gasgrill den Grill vorheizen. Hitze auf mittel reduzieren. Hitze für indirektes Garen einstellen. Hähnchenkeulen zum Grillrost geben, der nicht über der Hitze liegt. Abdecken und wie angegeben grillen.)

CHILE-MARINIERTES HUHN MIT MANGO-MELONEN-SALAT

VORBEREITUNG: 40 Minuten kalt / marinieren: 2 bis 4 Stunden Grill: 50 Minuten macht: 6 bis 8 Portionen

EIN ANCHO CHILI IST EIN GETROCKNETER POBLANO- EIN GLÄNZENDER, TIEFGRÜNER CHILI MIT EINEM INTENSIV FRISCHEN GESCHMACK. ANCHO CHILES HABEN EINEN LEICHT FRUCHTIGEN GESCHMACK MIT EINEM HAUCH VON PFLAUME ODER ROSINE UND NUR EINEM HAUCH VON BITTERKEIT. NEW MEXICO CHILIS KÖNNEN MÄßIG HEIß SEIN. ES SIND DIE TIEFROTEN CHILIS, DIE IN TEILEN DES SÜDWESTENS IN RISTRAS - FARBENFROHEN ARRANGEMENTS ZUM TROCKNEN VON CHILIS - HÄNGEN.

HÄHNCHEN

- 2 getrocknete New Mexico Chilis
- 2 getrocknete Ancho Chiles
- 1 Tasse kochendes Wasser
- 3 Esslöffel Olivenöl
- 1 große süße Zwiebel, geschält und in dicke Scheiben geschnitten
- 4 Roma-Tomaten, entkernt
- 1 Esslöffel gehackter Knoblauch (6 Nelken)
- 2 Teelöffel gemahlener Kreuzkümmel
- 1 Teelöffel getrockneter Oregano, zerkleinert
- 16 Hähnchenkeulen

SALAT

- 2 Tassen gewürfelte Melone
- 2 Tassen gewürfelter Honigtau
- 2 Tassen gewürfelte Mango
- ¼ Tasse frischer Limettensaft

1 Teelöffel Chilipulver

½ Teelöffel gemahlener Kreuzkümmel

¼ Tasse schnippte frischen Koriander

1. Entfernen Sie für Hühnchen Stängel und Samen von
   getrockneten New Mexico- und Ancho-Chilis. Eine große
   Pfanne bei mittlerer Hitze erhitzen. Toasten Sie die Chilis
   in der Pfanne 1 bis 2 Minuten lang oder bis sie duftend
   und leicht geröstet sind. Legen Sie geröstete Chilis in eine
   kleine Schüssel; Das kochende Wasser in die Schüssel
   geben. Mindestens 10 Minuten oder bis zur Verwendung
   stehen lassen.

2. Den Broiler vorheizen. Ein Backblech mit Folie auslegen; 1
   Esslöffel Olivenöl über die Folie streichen.
   Zwiebelscheiben und Tomaten in die Pfanne geben.
   Braten Sie etwa 4 Zoll von der Hitze für 6 bis 8 Minuten
   oder bis erweicht und verkohlt. Die Chilis abtropfen
   lassen und das Wasser aufbewahren.

3. Für die Marinade in einem Mixer oder einer
   Küchenmaschine Chilis, Zwiebeln, Tomaten, Knoblauch,
   Kreuzkümmel und Oregano mischen. Abdecken und
   mischen oder glatt verarbeiten, nach Bedarf reserviertes
   Wasser hinzufügen, um zu pürieren und die gewünschte
   Konsistenz zu erreichen.

4. Legen Sie das Huhn in eine große wiederverschließbare
   Plastiktüte in einer flachen Schale. Gießen Sie die
   Marinade über das Huhn im Beutel und drehen Sie den
   Beutel, um ihn gleichmäßig zu bestreichen. 2 bis 4
   Stunden im Kühlschrank marinieren, dabei den Beutel
   gelegentlich wenden.

5. Für den Salat in einer extra großen Schüssel Melone, Honigtau, Mango, Limettensaft, die restlichen 2 Esslöffel Olivenöl, Chilipulver, Kreuzkümmel und Koriander mischen. Werfen, um zu beschichten. Abdecken und 1 bis 4 Stunden kalt stellen.

6. Ordnen Sie für einen Holzkohlegrill mittelheiße Kohlen um eine Auffangwanne. Über der Pfanne auf mittlere Hitze prüfen. Das Huhn abtropfen lassen und die Marinade aufbewahren. Legen Sie das Huhn auf den Grillrost über die Auffangwanne. Das Huhn großzügig mit etwas reservierter Marinade bestreichen (zusätzliche Marinade wegwerfen). Decken Sie es ab und grillen Sie es 50 Minuten lang oder bis das Huhn nicht mehr rosa ist (175 ° F). Drehen Sie es einmal nach der Hälfte des Grillvorgangs. (Bei einem Gasgrill den Grill vorheizen. Hitze auf mittleres Niveau reduzieren. Für indirektes Garen einstellen. Wie angegeben fortfahren und das Huhn auf den ausgeschalteten Brenner stellen.) Hähnchenkeulen mit Salat servieren.

HÄHNCHENSCHENKEL NACH TANDOORI-ART MIT GURKEN-RAITA

VORBEREITUNG: 20 Minuten marinieren: 2 bis 24 Stunden braten: 25 Minuten machen: 4 Portionen

DIE RAITA WIRD MIT CASHEW GEMACHT SAHNE, ZITRONENSAFT, MINZE, KORIANDER UND GURKE. ES BIETET EINEN KÜHLENDEN KONTRAPUNKT ZUM SCHARFEN UND WÜRZIGEN HUHN.

HÄHNCHEN

1 Zwiebel in dünne Keile schneiden

1 2-Zoll-Stück frischer Ingwer, geschält und geviertelt

4 Knoblauchzehen

3 Esslöffel Olivenöl

2 Esslöffel frischer Zitronensaft

1 Teelöffel gemahlener Kreuzkümmel

1 Teelöffel gemahlene Kurkuma

½ Teelöffel gemahlener Piment

½ Teelöffel gemahlener Zimt

½ Teelöffel schwarzer Pfeffer

¼ Teelöffel Cayennepfeffer

8 Hähnchenkeulen

GURKE RAITA

1 Tasse Cashewcreme (siehe Rezept)

1 Esslöffel frischer Zitronensaft

1 Esslöffel schnippte frische Minze

1 Esslöffel schnippte frischen Koriander

½ Teelöffel gemahlener Kreuzkümmel

⅛ Teelöffel schwarzer Pfeffer

1 mittelgroße Gurke, geschält, entkernt und gewürfelt (1 Tasse)

Zitronenscheiben

1. Kombinieren Sie in einem Mixer oder einer Küchenmaschine Zwiebel, Ingwer, Knoblauch, Olivenöl, Zitronensaft, Kreuzkümmel, Kurkuma, Piment, Zimt, schwarzen Pfeffer und Cayennepfeffer. Abdecken und mischen oder glatt rühren.

2. Stechen Sie mit der Spitze eines Gemüsemessers vier- oder fünfmal in jeden Trommelstock. Legen Sie die Drumsticks in eine große wiederverschließbare Plastiktüte in einer großen Schüssel. Zwiebelmischung hinzufügen; drehen, um zu beschichten. 2 bis 24 Stunden im Kühlschrank marinieren, dabei gelegentlich den Beutel wenden.

3. Broiler vorheizen. Hähnchen aus der Marinade nehmen. Wischen Sie überschüssige Marinade mit Papiertüchern von den Trommelstöcken ab. Ordnen Sie die Drumsticks auf dem Gestell einer nicht beheizten Grillpfanne oder eines mit Folie ausgekleideten Backblechs an. Braten Sie 6 bis 8 Zoll von der Wärmequelle für 15 Minuten. Drumsticks umdrehen; Braten Sie ungefähr 10 Minuten oder bis das Huhn nicht mehr rosa ist (175 ° F).

4. Für die Raita in einer mittelgroßen Schüssel Cashewcreme, Zitronensaft, Minze, Koriander, Kreuzkümmel und schwarzen Pfeffer mischen. Gurke vorsichtig einrühren.

5. Hähnchen mit Raita und Zitronenschnitzen servieren.

CURRY-HÜHNEREINTOPF MIT WURZELGEMÜSE, SPARGEL UND GRÜNEM APFEL-MINZE-RELISH

VORBEREITUNG: 30 Minuten kochen: 35 Minuten stehen: 5 Minuten macht: 4 Portionen

2 Esslöffel raffiniertes Kokos- oder Olivenöl

2 Pfund Hähnchenbrust mit Knochen, auf Wunsch gehäutet

1 Tasse gehackte Zwiebel

2 Esslöffel geriebener frischer Ingwer

2 Esslöffel gehackter Knoblauch

2 Esslöffel salzfreies Currypulver

2 Esslöffel gehackter, entkernter Jalapeño (siehe Trinkgeld)

4 Tassen Hühnerknochenbrühe (siehe Rezept) oder Hühnerbrühe ohne Salzzusatz

2 mittelgroße Süßkartoffeln (ca. 1 Pfund), geschält und gehackt

2 mittelgroße Rüben (ca. 6 Unzen), geschält und gehackt

1 Tasse entkernte, gewürfelte Tomate

8 Unzen Spargel, geschnitten und in 1-Zoll-Längen geschnitten

1 13,5-Unzen-Dose natürliche Kokosmilch (wie Nature's Way)

½ Tasse schnippte frischen Koriander

Apple-Mint Relish (siehe Rezept, unten)

Limettenspalten

1. In einem 6-Liter-Ofen Öl bei mittlerer bis hoher Hitze erhitzen. Hühnchen in Chargen in heißem Öl anbraten, ca. 10 Minuten gleichmäßig braun werden lassen. Übertragen Sie Huhn auf einen Teller; beiseite legen.

2. Hitze auf mittel stellen. Zwiebel, Ingwer, Knoblauch, Curry und Jalapeño in den Topf geben. Kochen und 5 Minuten rühren oder bis die Zwiebel weich ist. Hühnerknochenbrühe, Süßkartoffeln, Rüben und Tomaten einrühren. Legen Sie die Hühnchenstücke wieder in den Topf und lassen Sie das Hühnchen so flüssig wie möglich

eintauchen. Reduzieren Sie die Hitze auf mittel-niedrig. Abdecken und 30 Minuten köcheln lassen oder bis das Huhn nicht mehr rosa ist und das Gemüse zart ist. Spargel, Kokosmilch und Koriander einrühren. Vom Herd nehmen. 5 Minuten stehen lassen. Schneiden Sie das Huhn bei Bedarf aus den Knochen, um es gleichmäßig auf die Servierschalen zu verteilen. Mit Apple-Mint Relish und Limettenschnitzen servieren.

Apple-Mint Relish: In einer Küchenmaschine eine halbe Tasse ungesüßte Kokosflocken pudrig hacken. Fügen Sie 1 Tasse frische Korianderblätter und Dämpfe hinzu; 1 Tasse frische Minzblätter; 1 Granny Smith Apfel, entkernt und gehackt; 2 Teelöffel gehackter, entkernter Jalapeño (sieheTrinkgeld); und 1 Esslöffel frischer Limettensaft. Pulsieren, bis alles fein zerkleinert ist.

GEGRILLTER HÜHNCHEN-PAILLARD-SALAT MIT HIMBEEREN, RÜBEN UND GERÖSTETEN MANDELN

VORBEREITUNG: 30 Minuten Braten: 45 Minuten Marinieren: 15 Minuten Grillen: 8 Minuten macht: 4 Portionen

½ Tasse ganze Mandeln

1½ Teelöffel Olivenöl

1 mittelrote Rübe

1 mittelgoldene Rübe

2 Hähnchenbrusthälften ohne Knochen und ohne Haut (6 bis 8 Unzen)

2 Tassen frische oder gefrorene Himbeeren, aufgetaut

3 Esslöffel Weiß- oder Rotweinessig

2 Esslöffel schnippten frischen Estragon

1 Esslöffel gehackte Schalotte

1 Teelöffel Senf nach Dijon-Art (siehe Rezept)

¼ Tasse Olivenöl

Schwarzer Pfeffer

8 Tassen Frühlingsmischungssalate

1. Für die Mandeln den Ofen auf 400 ° F vorheizen. Mandeln auf einem kleinen Backblech verteilen und mit ½ Teelöffel Olivenöl vermengen. Backen Sie ungefähr 5 Minuten oder bis duftend und golden. Abkühlen lassen. (Mandeln können 2 Tage vorher geröstet und in einem luftdichten Behälter aufbewahrt werden.)

2. Für die Rüben jede Rübe auf ein kleines Stück Folie legen und jeweils mit ½ Teelöffel Olivenöl beträufeln. Wickeln Sie die Folie locker um die Rüben und legen Sie sie auf ein Backblech oder in eine Auflaufform. Braten Sie die Rüben 40 bis 50 Minuten im 400 ° F heißen Ofen oder bis sie weich sind, wenn Sie sie mit einem Messer durchstechen.

Aus dem Ofen nehmen und stehen lassen, bis es kühl genug ist. Entfernen Sie die Haut mit einem Gemüsemesser. Rüben in Keile schneiden und beiseite stellen. (Vermeiden Sie es, die Rüben miteinander zu mischen, um zu verhindern, dass die roten Rüben die goldenen Rüben verfärben. Die Rüben können 1 Tag vorher geröstet und gekühlt werden. Vor dem Servieren auf Raumtemperatur bringen.)

3. Schneiden Sie für das Huhn jede Hühnerbrust horizontal in zwei Hälften. Legen Sie jedes Stück Huhn zwischen zwei Stück Plastikfolie. Mit einem Fleischklopfer vorsichtig auf eine Dicke von etwa 1 cm schlagen. Legen Sie das Huhn in eine flache Schüssel und legen Sie es beiseite.

4. Für die Vinaigrette in einer großen Schüssel ¾ Tasse Himbeeren mit einem Schneebesen leicht zerdrücken (restliche Himbeeren für den Salat aufbewahren). Fügen Sie den Essig, Estragon, Schalotte und Senf nach Dijon-Art hinzu; Schneebesen zum Mischen. Fügen Sie das ¼ Tasse Olivenöl in einem dünnen Strahl hinzu und verquirlen Sie es, um es gut zu mischen. Gießen Sie eine halbe Tasse Vinaigrette über das Huhn; Das Huhn zum Überziehen wenden (die verbleibende Vinaigrette für den Salat reservieren). Das Huhn 15 Minuten bei Raumtemperatur marinieren. Das Huhn aus der Marinade nehmen und mit Pfeffer bestreuen. Marinade in der Schüssel verwerfen.

5. Für einen Holzkohle- oder Gasgrill legen Sie das Huhn direkt bei mittlerer Hitze auf einen Grillrost. Abdecken und 8 bis 10 Minuten grillen oder bis das Huhn nicht mehr rosa ist. Nach der Hälfte des Grillvorgangs einmal wenden.

(Hühnchen kann auch in einer Grillpfanne gekocht werden.)

6. In einer großen Schüssel Salat, Rüben und die restlichen 1¼ Tassen Himbeeren vermischen. Gießen Sie reservierte Vinaigrette über Salat; sanft werfen, um zu beschichten. Salat auf vier Servierteller verteilen; jeweils mit einem gegrillten Hähnchenbruststück belegen. Die gerösteten Mandeln grob hacken und über alles streuen. Sofort servieren.

MIT BROKKOLI RABE GEFÜLLTE HÄHNCHENBRUST MIT FRISCHER TOMATENSAUCE UND CAESAR-SALAT

VORBEREITUNG: 40 Minuten kochen: 25 Minuten machen: 6 Portionen

3 Esslöffel Olivenöl

2 Teelöffel gehackter Knoblauch

¼ Teelöffel zerkleinerter roter Pfeffer

1 Pfund Brokkoli-Raab, geschnitten und gehackt

½ Tasse ungeschwefelte goldene Rosinen

½ Tasse Wasser

4 5- bis 6-Unzen-Hähnchenbrusthälften ohne Haut und ohne Knochen

1 Tasse gehackte Zwiebel

3 Tassen gehackte Tomaten

¼ Tasse schnippte frisches Basilikum

2 Teelöffel Rotweinessig

3 Esslöffel frischer Zitronensaft

2 Esslöffel Paleo Mayo (siehe Rezept)

2 Teelöffel Senf nach Dijon-Art (siehe Rezept)

1 Teelöffel gehackter Knoblauch

½ Teelöffel schwarzer Pfeffer

¼ Tasse Olivenöl

10 Tassen gehackter Römersalat

1. In einer großen Pfanne 1 Esslöffel Olivenöl bei mittlerer bis hoher Hitze erhitzen. Fügen Sie den Knoblauch und den zerkleinerten roten Pfeffer hinzu; kochen und 30 Sekunden lang rühren oder bis es duftet. Fügen Sie das gehackte Broccoli Rabe, die Rosinen und das ½ Tasse Wasser hinzu. Bedecken Sie und kochen Sie ungefähr 8 Minuten oder bis Brokkoli-Raab verwelkt und zart ist.

Nehmen Sie den Deckel von der Pfanne ab. Lassen Sie überschüssiges Wasser verdunsten. Beiseite legen.

2. Bei Rouladen jede Hühnerbrust der Länge nach halbieren. Legen Sie jedes Stück zwischen zwei Stück Plastikfolie. Mit der flachen Seite eines Fleischschlägers das Huhn leicht auf eine Dicke von etwa ¼ Zoll schlagen. Stellen Sie für jede Roulade etwa ¼ Tasse der Brokkoli-Raab-Mischung auf eines der kurzen Enden; Aufrollen und in den Seiten falten, um die Füllung vollständig einzuschließen. (Rouladen können bis zu 1 Tag im Voraus hergestellt und bis zum Kochen gekühlt werden.)

3. In einer großen Pfanne 1 Esslöffel Olivenöl bei mittlerer bis hoher Hitze erhitzen. Fügen Sie die Rouladen mit den Naht nach unten hinzu. Etwa 8 Minuten kochen lassen oder bis sie von allen Seiten gebräunt sind. Während des Kochens zwei- oder dreimal wenden. Übertragen Sie Rouladen auf eine Platte.

4. Für die Sauce in der Pfanne 1 Esslöffel des restlichen Olivenöls bei mittlerer Hitze erhitzen. Fügen Sie die Zwiebel hinzu; kochen Sie ungefähr 5 Minuten oder bis durchscheinend. Tomaten und Basilikum einrühren. Legen Sie Rouladen auf die Sauce in der Pfanne. Bei mittlerer bis hoher Hitze zum Kochen bringen; Hitze reduzieren. Bedecken Sie und kochen Sie ungefähr 5 Minuten oder bis Tomaten anfangen, sich zu zersetzen, aber immer noch ihre Form behalten und Rouladen durch erhitzt werden.

5. Zum Dressing Zitronensaft, Paleo Mayo, Senf nach Dijon-Art, Knoblauch und schwarzen Pfeffer in einer kleinen

Schüssel verquirlen. Mit ¼ Tasse Olivenöl beträufeln und bis zur Emulgierung verquirlen. In einer großen Schüssel Dressing mit der gehackten Romaine werfen. Zum Servieren die Romaine auf sechs Servierteller verteilen. Rouladen in Scheiben schneiden und auf Romaine anrichten; Mit Tomatensauce beträufeln.

GEGRILLTE HÜHNCHEN-SHAWARMA-WRAPS MIT GEWÜRZTEM GEMÜSE UND PINIENKERNEN-DRESSING

VORBEREITUNG: 20 Minuten marinieren: 30 Minuten grillen: 10 Minuten machen: 8 Wraps (4 Portionen)

1½ Pfund hautlose, knochenlose Hühnerbrusthälften, in 2-Zoll-Stücke geschnitten

5 Esslöffel Olivenöl

2 Esslöffel frischer Zitronensaft

1¾ Teelöffel gemahlener Kreuzkümmel

1 Teelöffel gehackter Knoblauch

1 Teelöffel Paprika

½ Teelöffel Currypulver

½ Teelöffel gemahlener Zimt

¼ Teelöffel Cayennepfeffer

1 mittelgroße Zucchini, halbiert

1 kleine Aubergine in ½-Zoll-Scheiben geschnitten

1 großer gelber Paprika, halbiert und entkernt

1 mittelrote Zwiebel, geviertelt

8 Kirschtomaten

8 große Butter Salatblätter

Geröstetes Pinienkernen-Dressing (siehe Rezept)

Zitronenscheiben

1. Für die Marinade in einer kleinen Schüssel 3 Esslöffel Olivenöl, Zitronensaft, 1 Teelöffel Kreuzkümmel, Knoblauch, ½ Teelöffel Paprika, Currypulver, ¼ Teelöffel Zimt und Cayennepfeffer vermischen. Legen Sie die Hühnchenstücke in eine große wiederverschließbare Plastiktüte in einer flachen Schale. Gießen Sie Marinade über das Huhn. Beutel verschließen; Tasche zum

Überziehen drehen. 30 Minuten im Kühlschrank marinieren, dabei gelegentlich den Beutel wenden.

2. Hähnchen aus der Marinade nehmen; Marinade wegwerfen. Fädeln Sie das Huhn auf vier lange Spieße.

3. Zucchini, Auberginen, Paprika und Zwiebel auf ein Backblech legen. Mit 2 EL Olivenöl beträufeln. Mit dem restlichen ¾ Teelöffel Kreuzkümmel, dem restlichen ½ Teelöffel Paprika und dem restlichen ¼ Teelöffel Zimt bestreuen. Gemüse leicht einreiben. Tomaten auf zwei Spieße fädeln.

3. Für einen Holzkohle- oder Gasgrill Hühnchen- und Tomaten-Kabobs und Gemüse bei mittlerer Hitze auf einen Grillrost legen. Abdecken und grillen, bis das Huhn nicht mehr rosa ist und das Gemüse leicht verkohlt und knusprig zart ist. Einmal wenden. Warten Sie 10 bis 12 Minuten für Hühnchen, 8 bis 10 Minuten für Gemüse und 4 Minuten für Tomaten.

4. Hühnchen vom Spieß nehmen. Hähnchen hacken und Zucchini, Auberginen und Paprika in mundgerechte Stücke schneiden. Entfernen Sie die Tomaten vom Spieß (nicht hacken). Hähnchen und Gemüse auf einer Platte anrichten. Zum Servieren etwas Hühnchen und Gemüse in ein Salatblatt geben; Mit geröstetem Pinienkernen-Dressing beträufeln. Mit Zitronenschnitzen servieren.

IM OFEN GESCHMORTE HÄHNCHENBRUST MIT PILZEN, BLUMENKOHL MIT KNOBLAUCHPÜREE UND GERÖSTETEM SPARGEL

ANFANG BIS ENDE: 50 Minuten macht: 4 Portionen

4 Hähnchenbrusthälften mit 10 bis 12 Unzen Knochen und Haut

3 Tassen kleine weiße Champignons

1 Tasse dünn geschnittener Lauch oder gelbe Zwiebel

2 Tassen Hühnerknochenbrühe (siehe Rezept) oder Hühnerbrühe ohne Salzzusatz

1 Tasse trockener Weißwein

1 großes Bündel frischer Thymian

Schwarzer Pfeffer

Weißweinessig (optional)

1 Kopf Blumenkohl, in Röschen getrennt

12 Knoblauchzehen, geschält

2 Esslöffel Olivenöl

Weißer oder Cayennepfeffer

1 Pfund Spargel, getrimmt

2 Teelöffel Olivenöl

1. Ofen auf 400 ° F vorheizen. Hähnchenbrust in einer rechteckigen 3-Liter-Auflaufform anrichten. Mit Pilzen und Lauch belegen. Gießen Sie Hühnerknochenbrühe und Wein über das Huhn und das Gemüse. Thymian darüber streuen und mit schwarzem Pfeffer bestreuen. Schüssel mit Folie abdecken.

2. Backen Sie für 35 bis 40 Minuten oder bis ein sofort ablesbares Thermometer, das in das Huhn eingesetzt ist, 170 ° F anzeigt. Thymianzweige entfernen und

76

wegwerfen. Falls gewünscht, die Schmorflüssigkeit vor
dem Servieren mit einem Schuss Essig würzen.

2. In der Zwischenzeit in einem großen Topf Blumenkohl und
Knoblauch in ausreichend kochendem Wasser kochen, um
etwa 10 Minuten oder bis sie sehr zart sind, zu bedecken.
Blumenkohl und Knoblauch abtropfen lassen und 2
Esslöffel der Kochflüssigkeit aufbewahren. In eine
Küchenmaschine oder eine große Rührschüssel
Blumenkohl und reservierte Kochflüssigkeit geben. Bis
zur Glätte verarbeiten * oder mit einem Kartoffelstampfer
zerdrücken. 2 EL Olivenöl einrühren und mit weißem
Pfeffer abschmecken. Bis zum Servieren warm halten.

3. Spargel in einer Schicht auf einem Backblech anrichten. Mit
2 Teelöffeln Olivenöl beträufeln und zum Überziehen
werfen. Mit schwarzem Pfeffer bestreuen. Braten Sie in
einem 400 ° F Ofen ungefähr 8 Minuten oder bis knusprig
zart, einmal rührend.

4. Blumenkohlpüree auf sechs Servierteller verteilen. Top mit
Huhn, Pilzen und Lauch. Mit etwas Schmorflüssigkeit
beträufeln; Mit geröstetem Spargel servieren.

* Hinweis: Wenn Sie eine Küchenmaschine verwenden, achten
Sie darauf, dass Sie nicht zu viel verarbeiten, da sonst der
Blumenkohl zu dünn wird.

HÜHNERSUPPE NACH THAILÄNDISCHER ART

VORBEREITUNG: 30 Minuten einfrieren: 20 Minuten kochen: 50 Minuten machen: 4 bis 6 Portionen

TAMARINDE IST EINE MOSCHUSARTIGE, SAURE FRUCHT WIRD IN DER INDISCHEN, THAILÄNDISCHEN UND MEXIKANISCHEN KÜCHE VERWENDET. VIELE KOMMERZIELL HERGESTELLTE TAMARINDENPASTEN ENTHALTEN ZUCKER - STELLEN SIE SICHER, DASS SIE EINE KAUFEN, DIE DIES NICHT TUT. KAFFERNLIMETTENBLÄTTER SIND AUF DEN MEISTEN ASIATISCHEN MÄRKTEN FRISCH, GEFROREN UND GETROCKNET. WENN SIE SIE NICHT FINDEN KÖNNEN, ERSETZEN SIE DIE BLÄTTER IN DIESEM REZEPT DURCH 1½ TEELÖFFEL FEIN ZERKLEINERTE LIMETTENSCHALE.

2 Stiele Zitronengras, geschnitten

2 Esslöffel unraffiniertes Kokosöl

½ Tasse dünn geschnittene Frühlingszwiebeln

3 große Knoblauchzehen, dünn geschnitten

8 Tassen Hühnerknochenbrühe (siehe Rezept) oder Hühnerbrühe ohne Salzzusatz

¼ Tasse Tamarindenpaste ohne Zuckerzusatz (z. B. Marke Tamicon)

2 Esslöffel Noriflocken

3 frische Thai-Chilis, in dünne Scheiben geschnitten, mit intakten Samen (siehe Trinkgeld)

3 Kaffernlimettenblätter

1 3-Zoll-Stück Ingwer, dünn geschnitten

4 6-Unzen-Hähnchenbrusthälften ohne Haut und ohne Knochen

1 14,5-Unzen-Dose ohne Salzzusatz feuergebratene Tomatenwürfel, ungegossen

6 Unzen dünne Spargelstangen, geschnitten und diagonal in ½-Zoll-Stücke geschnitten

½ Tasse verpackte thailändische Basilikumblätter (siehe Hinweis)

1. Mit der Rückseite eines Messers mit festem Druck die Zitronengrasstiele quetschen. Gequetschte Stiele fein hacken.

2. In einem holländischen Ofen Kokosöl bei mittlerer Hitze erhitzen. Fügen Sie Zitronengras und Frühlingszwiebeln hinzu; 8 bis 10 Minuten kochen lassen, dabei häufig umrühren. Fügen Sie Knoblauch hinzu; kochen und 2 bis 3 Minuten rühren oder bis es sehr duftend ist.

3. Fügen Sie Hühnerknochenbrühe, Tamarindenpaste, Noriflocken, Chilischoten, Limettenblätter und Ingwer hinzu. Zum Kochen bringen; Hitze reduzieren. Abdecken und 40 Minuten köcheln lassen.

4. In der Zwischenzeit das Huhn 20 bis 30 Minuten oder bis es fest ist einfrieren. Hähnchen in dünne Scheiben schneiden.

5. Die Suppe durch ein feinmaschiges Sieb in einen großen Topf abseihen und mit der Rückseite eines großen Löffels drücken, um die Aromen zu extrahieren. Feststoffe verwerfen. Suppe zum Kochen bringen. Hühnchen, nicht abgetropfte Tomaten, Spargel und Basilikum einrühren. Hitze reduzieren; Unbedeckt 2 bis 3 Minuten köcheln lassen oder bis das Huhn gar ist. Sofort servieren.

GEBRATENES HUHN MIT ZITRONE UND SALBEI MIT ENDIVIEN

VORBEREITUNG: 15 Minuten Braten: 55 Minuten Stand: 5 Minuten macht: 4 Portionen

DIE ZITRONENSCHEIBEN UND DAS SALBEIBLATT UNTER DIE HAUT DES HUHNS GELEGT, SCHMECKT DAS FLEISCH BEIM KOCHEN - UND MACHT EIN AUFFÄLLIGES DESIGN UNTER DER KNUSPRIGEN, UNDURCHSICHTIGEN HAUT, NACHDEM ES AUS DEM OFEN KOMMT.

4 Hähnchenbrusthälften mit Knochen (mit Haut)

1 Zitrone, sehr dünn geschnitten

4 große Salbeiblätter

2 Teelöffel Olivenöl

2 Teelöffel mediterrane Gewürze (siehe Rezept)

½ Teelöffel schwarzer Pfeffer

2 Esslöffel natives Olivenöl extra

2 Schalotten, in Scheiben geschnitten

2 Knoblauchzehen, gehackt

4 Köpfe endivisch, längs halbiert

1. Ofen auf 400 ° F vorheizen. Lösen Sie mit einem Schälmesser die Haut vorsichtig von jeder Brusthälfte und lassen Sie sie auf einer Seite haften. Legen Sie 2 Zitronenscheiben und 1 Salbeiblatt auf das Fleisch jeder Brust. Ziehen Sie die Haut vorsichtig zurück und drücken Sie sie leicht an, um sie zu sichern.

2. Hähnchen in einer flachen Bratpfanne anrichten. Hähnchen mit 2 Teelöffeln Olivenöl bestreichen; Mit mediterranem Gewürz und ¼ Teelöffel Pfeffer bestreuen. Unbedeckt braten, ca. 55 Minuten oder bis die Haut braun und

knusprig ist und ein sofort ablesbares Thermometer, das in das Huhn eingesetzt wird, 170 ° F anzeigt. Lassen Sie das Huhn vor dem Servieren 10 Minuten stehen.

3. In einer großen Pfanne die 2 Esslöffel Olivenöl bei mittlerer Hitze erhitzen. Fügen Sie Schalotten hinzu; kochen Sie ungefähr 2 Minuten oder bis durchscheinend. Den Endivien mit dem restlichen ¼ Teelöffel Pfeffer bestreuen. Knoblauch in die Pfanne geben. Den Endivien in die Pfanne geben und die Seiten abschneiden. 5 Minuten kochen lassen oder bis sie braun sind. Endivie vorsichtig umdrehen; noch 2 bis 3 Minuten kochen lassen oder bis sie weich sind. Mit Hühnchen servieren.

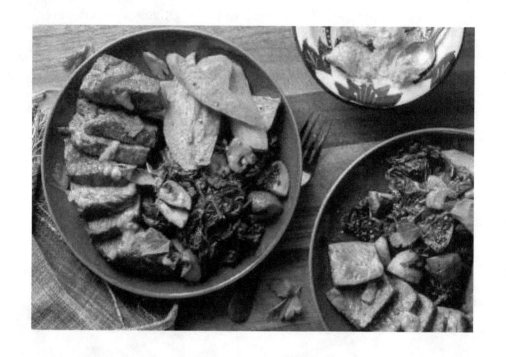

HUHN MIT FRÜHLINGSZWIEBELN, BRUNNENKRESSE UND RADIESCHEN

VORBEREITUNG: 20 Minuten kochen: 8 Minuten backen: 30 Minuten machen: 4 Portionen

OBWOHL ES SELTSAM KLINGEN MAG, RADIESCHEN ZU KOCHEN, SIE WERDEN HIER KAUM GEKOCHT - GERADE GENUG, UM IHREN PFEFFRIGEN BISS ZU MILDERN UND SIE EIN BISSCHEN ZART ZU MACHEN.

3 Esslöffel Olivenöl

4 10 bis 12 Unzen Hühnerbrusthälften mit Knochen (mit Haut)

1 Esslöffel Zitronen-Kräuter-Gewürz (siehe Rezept)

¾ Tasse geschnittene Frühlingszwiebeln

6 Radieschen, dünn geschnitten

¼ Teelöffel schwarzer Pfeffer

½ Tasse trockener weißer Wermut oder trockener Weißwein

⅓ Tasse Cashewcreme (siehe Rezept)

1 Bund Brunnenkresse, Stängel geschnitten, grob gehackt

1 Esslöffel schnippte frischen Dill

1. Ofen auf 350 ° F vorheizen. In einer großen Pfanne Olivenöl bei mittlerer bis hoher Hitze erhitzen. Das Huhn mit einem Papiertuch trocken tupfen. Kochen Sie das Huhn mit der Haut nach unten 4 bis 5 Minuten lang oder bis die Haut golden und knusprig ist. Drehen Sie das Huhn um; kochen Sie ungefähr 4 Minuten oder bis gebräunt. Das Hähnchen mit der Haut nach oben in eine flache Auflaufform legen. Das Huhn mit Zitronen-Kräuter-Gewürzen bestreuen. Backen Sie ungefähr 30 Minuten oder bis ein sofort ablesbares Thermometer, das in Huhn eingesetzt wird, 170 ° F anzeigt.

2. In der Zwischenzeit alle Tropfen bis auf 1 Esslöffel aus der Pfanne gießen. Bratpfanne wieder erhitzen. Fügen Sie Frühlingszwiebeln und Radieschen hinzu; 3 Minuten kochen lassen oder bis die Frühlingszwiebeln welken. Mit Pfeffer bestreuen. Fügen Sie Wermut hinzu und rühren Sie um, um gebräunte Stücke abzukratzen. Zum Kochen bringen; kochen, bis es reduziert und leicht eingedickt ist. Cashewcreme einrühren; zum Kochen bringen. Die Pfanne vom Herd nehmen. Brunnenkresse und Dill hinzufügen und vorsichtig umrühren, bis die Brunnenkresse welkt. Hühnersäfte, die sich in der Auflaufform angesammelt haben, einrühren.

3. Die Frühlingszwiebelmischung auf vier Servierteller verteilen. Top mit Huhn.

CHICKEN TIKKA MASALA

VORBEREITUNG: 30 Minuten marinieren: 4 bis 6 Stunden kochen: 15 Minuten braten: 8 Minuten machen: 4 Portionen

DIES WURDE VON EINEM SEHR BELIEBTEN INDISCHEN GERICHT INSPIRIERTDAS WURDE VIELLEICHT ÜBERHAUPT NICHT IN INDIEN GESCHAFFEN, SONDERN IN EINEM INDISCHEN RESTAURANT IN GROßBRITANNIEN. TRADITIONELLES HÜHNCHEN-TIKKA-MASALA VERLANGT, DASS HÜHNCHEN IN JOGHURT MARINIERT UND DANN IN EINER WÜRZIGEN TOMATENSAUCE MIT SAHNE GEKOCHT WIRD. OHNE DASS MILCHPRODUKTE DEN GESCHMACK DER SAUCE BEEINTRÄCHTIGEN, SCHMECKT DIESE VERSION BESONDERS SAUBER. ANSTELLE VON REIS WIRD ES ÜBER KNUSPRIGEN ZUCCHININUDELN SERVIERT.

1½ Pfund hautlose, knochenlose Hühnerschenkel oder Hühnerbrusthälften

¾ Tasse natürliche Kokosmilch (wie Nature's Way)

6 Knoblauchzehen, gehackt

1 Esslöffel geriebener frischer Ingwer

1 Teelöffel gemahlener Koriander

1 Teelöffel Paprika

1 Teelöffel gemahlener Kreuzkümmel

¼ Teelöffel gemahlener Kardamom

4 Esslöffel raffiniertes Kokosöl

1 Tasse gehackte Karotten

1 dünn geschnittener Sellerie

½ Tasse gehackte Zwiebel

2 Jalapeño- oder Serrano-Chilis, entkernt (falls gewünscht) und fein gehackt (siehe Trinkgeld)

1 14,5-Unzen-Dose ohne Salzzusatz feuergebratene Tomatenwürfel, ungegossen

1 8-Unzen-Dose Tomatensauce ohne Salzzusatz

1 Teelöffel Garam Masala ohne Salzzusatz

3 mittelgroße Zucchini
½ Teelöffel schwarzer Pfeffer
Frische Korianderblätter

1. Wenn Sie Hühnerschenkel verwenden, schneiden Sie jeden
   Oberschenkel in drei Stücke. Wenn Sie
   Hühnerbrusthälften verwenden, schneiden Sie jede
   Brusthälfte in 2-Zoll-Stücke und schneiden Sie alle dicken
   Teile horizontal in zwei Hälften, um sie dünner zu
   machen. Legen Sie das Huhn in eine große
   wiederverschließbare Plastiktüte. beiseite legen. Für die
   Marinade in einer kleinen Schüssel eine halbe Tasse
   Kokosmilch, Knoblauch, Ingwer, Koriander, Paprika,
   Kreuzkümmel und Kardamom vermischen. Gießen Sie die
   Marinade über das Huhn im Beutel. Verschließen Sie den
   Beutel und wenden Sie sich, um das Huhn zu beschichten.
   Legen Sie den Beutel in eine mittelgroße Schüssel. 4 bis 6
   Stunden im Kühlschrank marinieren, dabei gelegentlich
   den Beutel wenden.

2. Broiler vorheizen. In einer großen Pfanne 2 Esslöffel
   Kokosöl bei mittlerer Hitze erhitzen. Fügen Sie Karotten,
   Sellerie und Zwiebeln hinzu; 6 bis 8 Minuten kochen
   lassen oder bis das Gemüse weich ist, gelegentlich
   umrühren. Fügen Sie Jalapeños hinzu; kochen und noch 1
   Minute rühren. Fügen Sie nicht abgetropfte Tomaten und
   Tomatensauce hinzu. Zum Kochen bringen; Hitze
   reduzieren. Unbedeckt ca. 5 Minuten köcheln lassen oder
   bis die Sauce leicht eindickt.

3. Das Huhn abtropfen lassen und die Marinade wegwerfen.
   Die Hühnchenstücke in einer Schicht auf dem unbeheizten
   Rost einer Bratpfanne anordnen. Braten Sie 5 bis 6 Zoll

von der Hitze für 8 bis 10 Minuten oder bis das Huhn nicht mehr rosa ist, drehen Sie sich einmal nach der Hälfte des Bratens. Fügen Sie gekochte Hühnchenstücke und die verbleibende ¼ Tasse Kokosmilch zur Tomatenmischung in der Pfanne hinzu. 1 bis 2 Minuten kochen lassen oder bis es durchgeheizt ist. Vom Herd nehmen; Garam Masala einrühren.

4. Schneiden Sie die Zucchini ab. Schneiden Sie die Zucchini mit einem Julienne-Cutter in lange, dünne Streifen. In einer extra großen Pfanne die restlichen 2 Esslöffel Kokosöl bei mittlerer bis hoher Hitze erhitzen. Fügen Sie Zucchinistreifen und schwarzen Pfeffer hinzu. Kochen und 2 bis 3 Minuten rühren oder bis die Zucchini knusprig zart ist.

5. Zum Servieren die Zucchini auf vier Servierteller verteilen. Top mit Hühnermischung. Mit Korianderblättern garnieren.

RAS EL HANOUT
HÄHNCHENSCHENKEL

VORBEREITUNG: 20 Minuten kochen: 40 Minuten machen: 4 Portionen

RAS EL HANOUT IST EIN KOMPLEX UND EXOTISCHE
MAROKKANISCHE GEWÜRZMISCHUNG. DER AUSDRUCK
BEDEUTET AUF ARABISCH „HEAD OF THE SHOP", WAS
BEDEUTET, DASS ES SICH UM EINE EINZIGARTIGE MISCHUNG
DER BESTEN GEWÜRZE HANDELT, DIE DER
GEWÜRZVERKÄUFER ZU BIETEN HAT. ES GIBT KEIN FESTES
REZEPT FÜR RAS EL HANOUT, ABER ES ENTHÄLT OFT EINE
MISCHUNG AUS INGWER, ANIS, ZIMT, MUSKATNUSS,
PFEFFERKÖRNERN, NELKEN, KARDAMOM, GETROCKNETEN
BLUMEN (WIE LAVENDEL UND ROSE), NIGELLA, MUSKATBLÜTE,
GALANGAL UND KURKUMA.

1 Esslöffel gemahlener Kreuzkümmel

2 Teelöffel gemahlener Ingwer

1½ Teelöffel schwarzer Pfeffer

1½ Teelöffel gemahlener Zimt

1 Teelöffel gemahlener Koriander

1 Teelöffel Cayennepfeffer

1 Teelöffel gemahlener Piment

½ Teelöffel gemahlene Nelken

¼ Teelöffel gemahlene Muskatnuss

1 Teelöffel Safranfäden (optional)

4 Esslöffel unraffiniertes Kokosöl

8 Hähnchenschenkel mit Knochen

1 8-Unzen-Packung frische Pilze, in Scheiben geschnitten

1 Tasse gehackte Zwiebel

1 Tasse gehackter roter, gelber oder grüner Paprika (1 groß)

4 Roma-Tomaten, entkernt, entkernt und gehackt

4 Knoblauchzehen, gehackt

2 13,5-Unzen-Dosen natürliche Kokosmilch (wie Nature's Way)

3 bis 4 Esslöffel frischer Limettensaft

¼ Tasse fein geschnittener frischer Koriander

1. Für den Ras el Hanout in einem mittleren Mörser oder einer kleinen Schüssel Kreuzkümmel, Ingwer, schwarzen Pfeffer, Zimt, Koriander, Cayennepfeffer, Piment, Nelken, Muskatnuss und, falls gewünscht, Safran mischen. Mit einem Stößel mahlen oder mit einem Löffel umrühren, um gut zu mischen. Beiseite legen.

2. In einer extra großen Pfanne 2 Esslöffel Kokosöl bei mittlerer Hitze erhitzen. Hähnchenschenkel mit 1 Esslöffel Ras el Hanout bestreuen. Fügen Sie Huhn der Pfanne hinzu; 5 bis 6 Minuten kochen lassen oder bis sie braun sind, einmal nach der Hälfte des Garvorgangs wenden. Nehmen Sie das Huhn aus der Pfanne. warm halten.

3. In derselben Pfanne die restlichen 2 Esslöffel Kokosöl bei mittlerer Hitze erhitzen. Fügen Sie Pilze, Zwiebeln, Paprika, Tomaten und Knoblauch hinzu. Kochen und ca. 5 Minuten rühren oder bis das Gemüse weich ist. Kokosmilch, Limettensaft und 1 Esslöffel Ras el Hanout einrühren. Geben Sie das Huhn in die Pfanne zurück. Zum Kochen bringen; Hitze reduzieren. Bedeckt ca. 30 Minuten köcheln lassen oder bis das Huhn weich ist.

4. Hähnchen, Gemüse und Sauce in Schalen servieren. Mit Koriander garnieren.

Hinweis: Ras el Hanout-Reste bis zu 1 Monat in einem abgedeckten Behälter aufbewahren.

STERNFRUCHT ADOBO HÄHNCHENSCHENKEL ÜBER GESCHMORTEM SPINAT

VORBEREITUNG: 40 Minuten marinieren: 4 bis 8 Stunden kochen: 45 Minuten machen: 4 Portionen

WENN NÖTIG, TUPFEN SIE DAS HUHN TROCKEN MIT EINEM PAPIERTUCH, NACHDEM ES AUS DER MARINADE KOMMT, BEVOR ES IN DER PFANNE GEBRÄUNT WIRD. AUF DEM FLEISCH VERBLEIBENDE FLÜSSIGKEIT SPRITZT IN DAS HEIßE ÖL.

8 Hähnchenschenkel mit Knochen (1½ bis 2 Pfund), gehäutet

¾ Tasse Weiß- oder Apfelessig

¾ Tasse frischer Orangensaft

½ Tasse Wasser

¼ Tasse gehackte Zwiebel

¼ Tasse schnippte frischen Koriander

4 Knoblauchzehen, gehackt

½ Teelöffel schwarzer Pfeffer

1 Esslöffel Olivenöl

1 Sternfrucht (Carambola), in Scheiben geschnitten

1 Tasse Hühnerknochenbrühe (siehe Rezept) oder Hühnerbrühe ohne Salzzusatz

2 9-Unzen-Packungen frische Spinatblätter

Frische Korianderblätter (optional)

1. Legen Sie das Huhn in einen holländischen Ofen aus Edelstahl oder Emaille. beiseite legen. In einer mittelgroßen Schüssel Essig, Orangensaft, Wasser, Zwiebel, ¼ Tasse geschnittenen Koriander, Knoblauch und Pfeffer vermischen. über Huhn gießen. Abdecken und 4 bis 8 Stunden im Kühlschrank marinieren.

2. Hühnermischung im holländischen Ofen bei mittlerer Hitze zum Kochen bringen; Hitze reduzieren. Abdecken und 35 bis 40 Minuten köcheln lassen oder bis das Huhn nicht mehr rosa ist.

3. In einer extra großen Pfanne Öl bei mittlerer bis hoher Hitze erhitzen. Nehmen Sie das Huhn mit einer Zange aus dem holländischen Ofen und schütteln Sie es leicht, damit die Kochflüssigkeit abtropft. Kochflüssigkeit aufbewahren. Das Huhn von allen Seiten anbraten und häufig gleichmäßig bräunen.

4. In der Zwischenzeit für die Sauce die Kochflüssigkeit abseihen. kehre zum holländischen Ofen zurück. Zum Kochen bringen. Kochen Sie ungefähr 4 Minuten, um zu reduzieren und etwas zu verdicken; Sternfrucht hinzufügen; 1 Minute kochen lassen. Geben Sie das Huhn in die Sauce im holländischen Ofen zurück. Vom Herd nehmen; abdecken, um warm zu halten.

5. Wischen Sie die Pfanne aus. Gießen Sie Hühnerknochenbrühe in die Pfanne. Bei mittlerer bis hoher Hitze zum Kochen bringen; Spinat einrühren. Hitze reduzieren; 1 bis 2 Minuten köcheln lassen oder bis der Spinat gerade verwelkt ist, unter ständigem Rühren. Übertragen Sie den Spinat mit einem geschlitzten Löffel auf eine Servierplatte. Top mit Huhn und Sauce. Wenn gewünscht, mit Korianderblättern bestreuen.

HÜHNCHEN-POBLANO-KOHL-TACOS MIT CHIPOTLE MAYO

VORBEREITUNG: 25 Minuten backen: 40 Minuten macht: 4 Portionen

SERVIEREN SIE DIESE UNORDENTLICHEN, ABER LECKEREN TACOS MIT EINER GABEL, UM DIE FÜLLUNG ZU ENTFERNEN, DIE BEIM ESSEN AUS DEM KOHLBLATT FÄLLT.

1 Esslöffel Olivenöl

2 Poblano-Chilis, entkernt (falls gewünscht) und gehackt (siehe Trinkgeld)

½ Tasse gehackte Zwiebel

3 Knoblauchzehen, gehackt

1 Esslöffel salzfreies Chilipulver

2 Teelöffel gemahlener Kreuzkümmel

½ Teelöffel schwarzer Pfeffer

1 8-Unzen-Dose Tomatensauce ohne Salzzusatz

¾ Tasse Hühnerknochenbrühe (siehe Rezept) oder Hühnerbrühe ohne Salzzusatz

1 Teelöffel getrockneter mexikanischer Oregano, zerkleinert

1 bis 1½ Pfund hautlose, knochenlose Hühnerschenkel

10 bis 12 mittelgroße bis große Kohlblätter

Chipotle Paleo Mayo (siehe Rezept)

1. Ofen auf 350 ° F vorheizen. In einer großen ofenfesten Pfanne Öl bei mittlerer bis hoher Hitze erhitzen. Fügen Sie Poblano-Chilis, Zwiebeln und Knoblauch hinzu; kochen und 2 Minuten rühren. Chilipulver, Kreuzkümmel und schwarzen Pfeffer einrühren; kochen und noch 1 Minute rühren (ggf. Hitze reduzieren, damit die Gewürze nicht verbrennen).

2. Tomatensauce, Hühnerknochenbrühe und Oregano in die Pfanne geben. Zum Kochen bringen. Hähnchenschenkel vorsichtig in die Tomatenmischung geben. Decken Sie die

Pfanne mit dem Deckel ab. Backen Sie ungefähr 40 Minuten oder bis das Huhn zart ist (175 ° F) und drehen Sie das Huhn einmal zur Hälfte.

3. Huhn aus der Pfanne nehmen; leicht abkühlen lassen. Hähnchen mit zwei Gabeln in mundgerechte Stücke schneiden. Rühre das zerkleinerte Huhn in der Pfanne in die Tomatenmischung.

4. Zum Servieren die Hühnermischung in die Kohlblätter geben. Top mit Chipotle Paleo Mayo.

HÜHNEREINTOPF MIT BABY-KAROTTEN UND BOK CHOY

VORBEREITUNG: 15 Minuten kochen: 24 Minuten stehen: 2 Minuten macht: 4 Portionen

BABY BOK CHOY IST SEHR EMPFINDLICH UND KANN BLITZSCHNELL VERKOCHT WERDEN. DAMIT ES KNUSPRIG UND FRISCH SCHMECKT - NICHT WELK UND FEUCHT -, STELLEN SIE SICHER, DASS ES NICHT LÄNGER ALS 2 MINUTEN IM ABGEDECKTEN HEIßEN TOPF (VOM HERD) DAMPFT, BEVOR SIE DEN EINTOPF SERVIEREN.

2 Esslöffel Olivenöl

1 Lauch, in Scheiben geschnitten (weiße und hellgrüne Teile)

4 Tassen Hühnerknochenbrühe (siehe Rezept) oder Hühnerbrühe ohne Salzzusatz

1 Tasse trockener Weißwein

1 Esslöffel Senf nach Dijon-Art (siehe Rezept)

½ Teelöffel schwarzer Pfeffer

1 Zweig frischer Thymian

1¼ Pfund hautlose, knochenlose Hühnerschenkel, in 1-Zoll-Stücke geschnitten

8 Unzen Baby-Karotten mit Spitzen, geschrubbt, geschnitten und längs halbiert, oder 2 mittelgroße Karotten, schräg geschnitten

2 Teelöffel fein zerkleinerte Zitronenschale (beiseite stellen)

1 Esslöffel frischer Zitronensaft

2 Köpfe Baby Bok Choy

½ Teelöffel schnippte frischen Thymian

1. In einem großen Topf 1 Esslöffel Olivenöl bei mittlerer Hitze erhitzen. Lauch 3 bis 4 Minuten in heißem Öl kochen oder bis er welk ist. Fügen Sie Hühnerknochenbrühe, Wein, Senf nach Dijon-Art, ¼ Teelöffel Pfeffer und Thymianzweig hinzu. Zum Kochen bringen; Hitze reduzieren. 10 bis 12 Minuten kochen lassen oder bis die

Flüssigkeit um etwa ein Drittel reduziert ist. Thymianzweig wegwerfen.

2. In einem holländischen Ofen den restlichen 1 Esslöffel Olivenöl bei mittlerer bis hoher Hitze erhitzen. Das Huhn mit dem restlichen ¼ Teelöffel Pfeffer bestreuen. In heißem Öl ca. 3 Minuten oder bis zum Bräunen unter gelegentlichem Rühren kochen. Bei Bedarf Fett ablassen. Die reduzierte Brühenmischung vorsichtig in den Topf geben und alle braunen Stücke abkratzen. Karotten hinzufügen. Zum Kochen bringen; Hitze reduzieren. Unbedeckt 8 bis 10 Minuten köcheln lassen oder bis die Karotten weich sind. Zitronensaft einrühren. Bok Choy der Länge nach halbieren. (Wenn die Bok Choy-Köpfe groß sind, schneiden Sie sie in Viertel.) Legen Sie den Bok Choy auf das Huhn in einen Topf. Abdecken und vom Herd nehmen; 2 Minuten stehen lassen.

3. Schöpfen Sie den Eintopf in flache Schalen. Mit Zitronenschale und Thymian bestreuen.

CASHEW-ORANGEN-HÄHNCHEN UND PAPRIKA IN SALATWICKELN ANBRATEN

ANFANG BIS ENDE: 45 Minuten macht: 4 bis 6 Portionen

SIE FINDEN ZWEI ARTEN VON KOKOSÖL IN DEN REGALEN - RAFFINIERT UND EXTRA NATIV ODER NICHT RAFFINIERT. WIE DER NAME SCHON SAGT, STAMMT NATIVES KOKOSÖL EXTRA AUS DEM ERSTEN PRESSEN DER FRISCHEN, ROHEN KOKOSNUSS. ES IST IMMER DIE BESSERE WAHL, WENN SIE BEI MITTLERER ODER MITTLERER HITZE KOCHEN. RAFFINIERTES KOKOSÖL HAT EINEN HÖHEREN RAUCHPUNKT. VERWENDEN SIE ES DAHER NUR, WENN SIE BEI STARKER HITZE KOCHEN.

1 Esslöffel raffiniertes Kokosöl

1½ bis 2 Pfund hautlose, knochenlose Hühnerschenkel, in dünne, mundgerechte Streifen geschnitten

3 rote, orange und / oder gelbe Paprika, gestielt, entkernt und in mundgerechte Streifen geschnitten

1 rote Zwiebel, längs halbiert und in dünne Scheiben geschnitten

1 Teelöffel fein zerkleinerte Orangenschale (beiseite stellen)

½ Tasse frischer Orangensaft

1 Esslöffel gehackter frischer Ingwer

3 Knoblauchzehen, gehackt

1 Tasse ungesalzene rohe Cashewnüsse, geröstet und grob gehackt (siehe Trinkgeld)

½ Tasse geschnittene grüne Frühlingszwiebeln (4)

8 bis 10 Butter- oder Eisbergsalatblätter

1. In einem Wok oder einer großen Pfanne das Kokosöl bei starker Hitze erhitzen. Fügen Sie Huhn hinzu; kochen und 2 Minuten rühren. Paprika und Zwiebel hinzufügen;

kochen und 2 bis 3 Minuten rühren oder bis das Gemüse
gerade weich wird. Nehmen Sie das Huhn und das Gemüse
aus dem Wok. warm halten.

2. Wok mit einem Papiertuch abwischen. Den Orangensaft in
den Wok geben. Etwa 3 Minuten kochen lassen oder bis
der Saft kocht und sich leicht reduziert. Fügen Sie Ingwer
und Knoblauch hinzu. 1 Minute kochen und umrühren.
Geben Sie die Hühnchen-Pfeffer-Mischung in den Wok
zurück. Orangenschale, Cashewnüsse und
Frühlingszwiebeln einrühren. Auf Salatblättern unter
Rühren braten.

VIETNAMESISCHES KOKOS-ZITRONENGRAS-HUHN

ANFANG BIS ENDE: 30 Minuten macht: 4 Portionen

DIESES SCHNELLE KOKOS-CURRY KANN IN 30 MINUTEN AB DEM ZEITPUNKT, AN DEM SIE MIT DEM HACKEN BEGINNEN, AUF DEM TISCH LIEGEN, WAS ES ZU EINER IDEALEN MAHLZEIT FÜR EINE GESCHÄFTIGE WOCHE MACHT.

1 Esslöffel unraffiniertes Kokosöl

4 Stiele Zitronengras (nur blasse Teile)

1 3,2-Unzen-Packung Austernpilze, gehackt

1 große Zwiebel, dünn geschnitten, Ringe halbiert

1 frischer Jalapeño, entkernt und fein gehackt (siehe Trinkgeld)

2 Esslöffel gehackter frischer Ingwer

3 Knoblauchzehen gehackt

1½ Pfund hautlose, knochenlose Hühnerschenkel, dünn geschnitten und in mundgerechte Stücke geschnitten

½ Tasse natürliche Kokosmilch (wie Nature's Way)

½ Tasse Hühnerknochenbrühe (siehe Rezept) oder Hühnerbrühe ohne Salzzusatz

1 Esslöffel salzfreies rotes Currypulver

½ Teelöffel schwarzer Pfeffer

½ Tasse schnippte frische Basilikumblätter

2 Esslöffel frischer Limettensaft

Ungesüßte rasierte Kokosnuss (optional)

1. In einer extra großen Pfanne Kokosöl bei mittlerer Hitze erhitzen. Zitronengras hinzufügen; kochen und 1 Minute rühren. Fügen Sie Pilze, Zwiebeln, Jalapeño, Ingwer und Knoblauch hinzu; kochen und 2 Minuten rühren oder bis die Zwiebel gerade zart ist. Fügen Sie Huhn hinzu; kochen Sie ungefähr 3 Minuten oder bis Huhn durchgekocht ist.

2. In einer kleinen Schüssel Kokosmilch, Hühnerknochenbrühe, Currypulver und schwarzen Pfeffer vermischen. Fügen Sie zur Hühnermischung in der Pfanne hinzu; 1 Minute kochen lassen oder bis die Flüssigkeit leicht eingedickt ist. Vom Herd nehmen; frisches Basilikum und Limettensaft einrühren. Wenn gewünscht, Portionen mit Kokosnuss bestreuen.

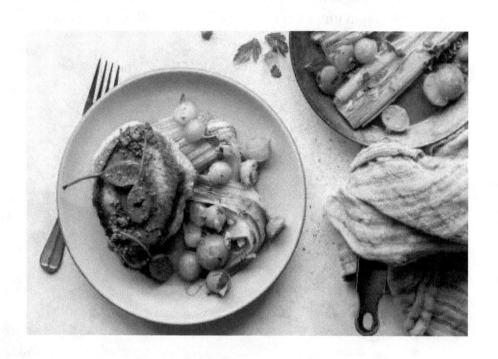

GEGRILLTER HÄHNCHEN-APFEL-ESCAROLE-SALAT

VORBEREITUNG: 30 Minuten Grill: 12 Minuten macht: 4 Portionen

WENN SIE EINEN SÜßEREN APFEL MÖGEN, GEHEN SIE MIT HONEYCRISP. WENN SIE EINEN SCHARFEN APFEL MÖGEN, VERWENDEN SIE OMA SMITH - ODER PROBIEREN SIE ZUM AUSGLEICH EINE MISCHUNG AUS BEIDEN SORTEN.

3 mittelgroße Honeycrisp- oder Granny Smith-Äpfel

4 Teelöffel natives Olivenöl extra

½ Tasse fein gehackte Schalotten

2 Esslöffel schnippten frische Petersilie

1 Esslöffel Geflügelgewürz

3 bis 4 Köpfe Escarole, geviertelt

1 Pfund gemahlene Hühner- oder Putenbrust

⅓ Tasse gehackte geröstete Haselnüsse *

⅓ Tasse Klassische französische Vinaigrette (siehe Rezept)

1. Äpfel halbieren und entkernen. 1 der Äpfel schälen und fein hacken. In einer mittleren Pfanne 1 Teelöffel Olivenöl bei mittlerer Hitze erhitzen. Fügen Sie gehackten Apfel und Schalotten hinzu; kochen bis zart. Petersilie und Geflügelgewürz einrühren. Zum Abkühlen beiseite stellen.

2. In der Zwischenzeit die restlichen 2 Äpfel entkernen und in Keile schneiden. Die geschnittenen Seiten der Apfelschnitze und der Escarole mit dem restlichen Olivenöl bestreichen. In einer großen Schüssel das Huhn und die abgekühlte Apfelmischung vermischen. In acht Portionen teilen; Formen Sie jede Portion zu einem Pastetchen mit einem Durchmesser von 2 Zoll.

3. Legen Sie für einen Holzkohle- oder Gasgrill Hühnchen-
   Pastetchen und Apfelschnitze direkt bei mittlerer Hitze
   auf einen Grillrost. Abdecken und 10 Minuten grillen,
   dabei nach der Hälfte des Grillvorgangs einmal wenden.
   Escarole hinzufügen, Seiten abschneiden. Abdecken und 2
   bis 4 Minuten grillen oder bis die Escarole leicht verkohlt
   ist, die Äpfel zart sind und die Hühnchenpastetchen fertig
   sind (165 ° F).

4. Escarole grob hacken. Escarole auf vier Servierteller
   verteilen. Top mit Hühnchen Pastetchen, Apfelscheiben
   und Haselnüssen. Mit klassischer französischer
   Vinaigrette beträufeln.

* Tipp: Um Haselnüsse zu rösten, heizen Sie den Ofen auf 350 °
   F vor. Die Nüsse in einer Schicht in einer flachen Backform
   verteilen. 8 bis 10 Minuten backen oder bis sie leicht
   geröstet sind, einmal umrühren, um gleichmäßig zu
   rösten. Nüsse leicht abkühlen lassen. Legen Sie die
   warmen Nüsse auf ein sauberes Küchentuch. Mit dem
   Handtuch reiben, um die losen Häute zu entfernen.

TOSKANISCHE HÜHNERSUPPE MIT GRÜNKOHLBÄNDERN

VORBEREITUNG: 15 Minuten kochen: 20 Minuten machen: 4 bis 6 Portionen

EIN LÖFFEL PESTO- IHRE WAHL ZWISCHEN BASILIKUM ODER RUCOLA - VERLEIHT DIESER HERZHAFTEN SUPPE, DIE MIT SALZFREIEM GEFLÜGELGEWÜRZ GEWÜRZT IST, EINEN HERVORRAGENDEN GESCHMACK. UM DIE GRÜNKOHLBÄNDER HELLGRÜN UND SO NÄHRSTOFFREICH WIE MÖGLICH ZU HALTEN, KOCHEN SIE SIE NUR, BIS SIE WELKEN.

1 Pfund gemahlenes Huhn

2 Esslöffel Geflügelgewürz ohne Salzzusatz

1 Teelöffel fein zerkleinerte Zitronenschale

1 Esslöffel Olivenöl

1 Tasse gehackte Zwiebel

½ Tasse gehackte Karotten

1 Tasse gehackter Sellerie

4 Knoblauchzehen, in Scheiben geschnitten

4 Tassen Hühnerknochenbrühe (siehe Rezept) oder Hühnerbrühe ohne Salzzusatz

1 14,5-Unzen-Dose ohne Salzzusatz feuergebratene Tomaten, nicht entwässert

1 Bund Lacinato (toskanischer) Grünkohl, Stängel entfernt, in Bänder geschnitten

2 Esslöffel frischer Zitronensaft

1 Teelöffel schnippte frischen Thymian

Basilikum oder Rucola Pesto (siehe Rezepte)

1. In einer mittelgroßen Schüssel gemahlenes Huhn, Geflügelgewürz und Zitronenschale vermischen. Gut mischen.

2. In einem holländischen Ofen Olivenöl bei mittlerer Hitze erhitzen. Fügen Sie Hühnermischung, Zwiebel, Karotten und Sellerie hinzu; 5 bis 8 Minuten kochen lassen oder bis

das Huhn nicht mehr rosa ist, mit einem Holzlöffel umrühren, um das Fleisch aufzubrechen, und in der letzten 1 Minute des Kochens Knoblauchscheiben hinzufügen. Fügen Sie Hühnerknochenbrühe und Tomaten hinzu. Zum Kochen bringen; Hitze reduzieren. Abdecken und 15 Minuten köcheln lassen. Grünkohl, Zitronensaft und Thymian einrühren. Unbedeckt ca. 5 Minuten köcheln lassen oder bis der Grünkohl gerade welk ist.

3. Zum Servieren Suppe in Servierschalen schöpfen und mit Basilikum oder Rucola Pesto belegen.

HÜHNERLARB

VORBEREITUNG: 15 Minuten kochen: 8 Minuten abkühlen lassen: 20 Minuten machen: 4 Portionen

DIESE VERSION DES BELIEBTEN THAILÄNDISCHEN GERICHTSVON HOCH GEWÜRZTEM GEMAHLENEM HÜHNCHEN UND GEMÜSE, DAS IN SALATBLÄTTERN SERVIERT WIRD, IST UNGLAUBLICH LEICHT UND SCHMACKHAFT - OHNE DEN ZUSATZ VON ZUCKER, SALZ UND FISCHSAUCE (DIE SEHR VIEL NATRIUM ENTHÄLT), DIE TRADITIONELL AUF DER ZUTATENLISTE STEHEN. MIT KNOBLAUCH, THAI-CHILIS, ZITRONENGRAS, LIMETTENSCHALE, LIMETTENSAFT, MINZE UND KORIANDER WERDEN SIE SIE NICHT VERPASSEN.

1 Esslöffel raffiniertes Kokosöl

2 Pfund gemahlenes Huhn (95% magere oder gemahlene Brust)

8 Unzen Champignons, fein gehackt

1 Tasse fein gehackte rote Zwiebel

1 bis 2 Thai-Chilis, entkernt und fein gehackt (siehe Trinkgeld)

2 Esslöffel gehackter Knoblauch

2 Esslöffel fein gehacktes Zitronengras *

¼ Teelöffel gemahlene Nelken

¼ Teelöffel schwarzer Pfeffer

1 Esslöffel fein zerkleinerte Limettenschale

½ Tasse frischer Limettensaft

⅓ Tasse dicht gepackte frische Minzblätter, gehackt

⅓ Tasse dicht gepackter frischer Koriander, gehackt

1 Kopf Eisbergsalat, in Blätter getrennt

1. In einer extra großen Pfanne Kokosöl bei mittlerer bis hoher Hitze erhitzen. Fügen Sie gemahlenes Huhn, Pilze, Zwiebeln, Chili (s), Knoblauch, Zitronengras, Nelken und schwarzen Pfeffer hinzu. 8 bis 10 Minuten kochen lassen

oder bis das Huhn gar ist, mit einem Holzlöffel umrühren, um das Fleisch beim Kochen aufzubrechen. Bei Bedarf abtropfen lassen. Die Hühnermischung in eine extra große Schüssel geben. Lassen Sie es etwa 20 Minuten abkühlen oder bis es etwas wärmer als Raumtemperatur ist, wobei Sie gelegentlich umrühren.

2. Limettenschale, Limettensaft, Minze und Koriander in die Hühnermischung einrühren. In Salatblättern servieren.

* Tipp: Um das Zitronengras zuzubereiten, benötigen Sie ein scharfes Messer. Schneiden Sie den holzigen Stiel von der Unterseite des Stiels und den zähen grünen Klingen oben an der Pflanze ab. Entfernen Sie die beiden harten äußeren Schichten. Sie sollten ein Stück Zitronengras haben, das ungefähr 6 Zoll lang und hellgelb-weiß ist. Schneiden Sie den Stiel horizontal in zwei Hälften und dann jede Hälfte erneut in zwei Hälften. Schneiden Sie jedes Viertel des Stiels sehr dünn.

HÜHNCHENBURGER MIT SZECHWAN CASHEWSAUCE

VORBEREITUNG: 30 Minuten kochen: 5 Minuten grillen: 14 Minuten machen: 4 Portionen

DAS DURCH ERWÄRMEN HERGESTELLTE CHILIÖL OLIVENÖL MIT ZERKLEINERTEM ROTEM PFEFFER KANN AUCH AUF ANDERE WEISE VERWENDET WERDEN. VERWENDEN SIE ES, UM FRISCHES GEMÜSE ZU BRATEN - ODER WERFEN SIE ES VOR DEM BRATEN MIT ETWAS CHILIÖL.

2 Esslöffel Olivenöl

¼ Teelöffel zerkleinerter roter Pfeffer

2 Tassen rohe Cashewstücke, geröstet (siehe Trinkgeld)

¼ Tasse Olivenöl

½ Tasse zerkleinerte Zucchini

¼ Tasse fein gehackter Schnittlauch

2 Knoblauchzehen, gehackt

2 Teelöffel fein zerkleinerte Zitronenschale

2 Teelöffel geriebener frischer Ingwer

1 Pfund gemahlene Hühner- oder Putenbrust

SZECHWAN CASHEWSAUCE

1 Esslöffel Olivenöl

2 Esslöffel fein gehackte Frühlingszwiebeln

1 Esslöffel geriebener frischer Ingwer

1 Teelöffel chinesisches Fünf-Gewürz-Pulver

1 Teelöffel frischer Limettensaft

4 grüne Blatt- oder Buttersalatblätter

1. Für das Chiliöl in einem kleinen Topf das Olivenöl und den zerkleinerten roten Pfeffer vermischen. Bei schwacher

Hitze 5 Minuten erwärmen. Vom Herd nehmen; abkühlen lassen.

2. Für Cashewbutter Cashewnüsse und 1 Esslöffel Olivenöl in einen Mixer geben. Abdecken und cremig rühren, die Seiten nach Bedarf abkratzen und jeweils 1 Esslöffel Olivenöl hinzufügen, bis die gesamte ¼ Tasse verbraucht ist und die Butter sehr weich ist. beiseite legen.

3. In einer großen Schüssel Zucchini, Schnittlauch, Knoblauch, Zitronenschale und 2 Teelöffel Ingwer vermischen. Fügen Sie gemahlenes Huhn hinzu; gut mischen. Formen Sie die Hühnermischung in vier ½ Zoll dicke Pastetchen.

4. Legen Sie für einen Holzkohle- oder Gasgrill Pasteten direkt bei mittlerer Hitze auf das gefettete Gestell. Decken Sie es ab und grillen Sie es 14 bis 16 Minuten lang oder bis es fertig ist (165 ° F). Drehen Sie es einmal nach der Hälfte des Grillvorgangs.

5. In der Zwischenzeit für die Sauce das Olivenöl in einer kleinen Pfanne bei mittlerer Hitze erhitzen. Fügen Sie die Frühlingszwiebeln und den 1 Esslöffel Ingwer hinzu; Bei mittlerer Hitze 2 Minuten kochen lassen oder bis die Frühlingszwiebeln weich sind. Fügen Sie eine halbe Tasse Cashewbutter (kühlen Sie die restliche Cashewbutter bis zu 1 Woche im Kühlschrank), Chiliöl, Limettensaft und Fünf-Gewürz-Pulver hinzu. Noch 2 Minuten kochen lassen. Vom Herd nehmen.

6. Pastetchen auf den Salatblättern servieren. Mit Sauce beträufeln.

TÜRKISCHE HÜHNERWICKEL

VORBEREITUNG: 25 Minuten stehen: 15 Minuten kochen: 8 Minuten macht: 4 bis 6 Portionen

"BAHARAT" BEDEUTET AUF ARABISCH EINFACH "GEWÜRZ". ALS ALLZWECKGEWÜRZ IN DER NAHÖSTLICHEN KÜCHE WIRD ES HÄUFIG ALS EINREIBUNG FÜR FISCH, GEFLÜGEL UND FLEISCH VERWENDET ODER MIT OLIVENÖL GEMISCHT UND ALS GEMÜSEMARINADE VERWENDET. DIE KOMBINATION VON WARMEN, SÜßEN GEWÜRZEN WIE ZIMT, KREUZKÜMMEL, KORIANDER, NELKEN UND PAPRIKA MACHT ES BESONDERS AROMATISCH. DIE ZUGABE VON GETROCKNETER MINZE IST EINE TÜRKISCHE NOTE.

⅓ Tasse schnippte ungeschwefelte getrocknete Aprikosen

⅓ Tasse schnippte getrocknete Feigen

1 Esslöffel unraffiniertes Kokosöl

1½ Pfund gemahlene Hühnerbrust

3 Tassen geschnittener Lauch (nur weiße und hellgrüne Teile) (3)

⅔ einer mittelgrünen und / oder roten Paprika, in dünne Scheiben geschnitten

2 Esslöffel Baharat-Gewürz (siehe Rezept, unten)

2 Knoblauchzehen, gehackt

1 Tasse gehackte, entkernte Tomaten (2 mittel)

1 Tasse gehackte, entkernte Gurke (½ Medium)

½ Tasse gehackte geschälte ungesalzene Pistazien, geröstet (siehe Trinkgeld)

¼ Tasse schnippte frische Minze

¼ Tasse schnippte frische Petersilie

8 bis 12 große Butterkopf- oder Bibb-Salatblätter

1. Aprikosen und Feigen in eine kleine Schüssel geben. Fügen Sie ⅔ Tasse kochendes Wasser hinzu; 15 Minuten stehen lassen. Abgießen und eine halbe Tasse Flüssigkeit aufbewahren.

2. In einer extra großen Pfanne Kokosöl bei mittlerer Hitze erhitzen. Fügen Sie gemahlenes Huhn hinzu; 3 Minuten kochen lassen und mit einem Holzlöffel umrühren, um das Fleisch beim Kochen aufzubrechen. Fügen Sie Lauch, Paprika, Baharat-Gewürz und Knoblauch hinzu; kochen und ca. 3 Minuten rühren oder bis das Huhn fertig ist und der Pfeffer nur noch zart ist. Fügen Sie Aprikosen, Feigen, reservierte Flüssigkeit, Tomaten und Gurken hinzu. Kochen und rühren Sie etwa 2 Minuten oder bis Tomaten und Gurken gerade anfangen, sich zu zersetzen. Pistazien, Minze und Petersilie einrühren.

3. Hähnchen und Gemüse in Salatblättern servieren.

Baharat-Gewürz: In einer kleinen Schüssel 2 Esslöffel süßer Paprika mischen; 1 Esslöffel schwarzer Pfeffer; 2 Teelöffel getrocknete Minze, fein zerkleinert; 2 Teelöffel gemahlener Kreuzkümmel; 2 Teelöffel gemahlener Koriander; 2 Teelöffel gemahlener Zimt; 2 Teelöffel gemahlene Nelken; 1 Teelöffel gemahlene Muskatnuss; und 1 Teelöffel gemahlener Kardamom. In einem dicht verschlossenen Behälter bei Raumtemperatur lagern. Macht etwa eine halbe Tasse.

SPANISCHE CORNISH HENS

VORBEREITUNG: 10 Minuten backen: 30 Minuten braten: 6 Minuten machen: 2 bis 3 Portionen

DIESES REZEPT KÖNNTE NICHT EINFACHER SEIN- UND DIE ERGEBNISSE SIND ABSOLUT ERSTAUNLICH. REICHLICH GERÄUCHERTER PAPRIKA, KNOBLAUCH UND ZITRONE VERLEIHEN DIESEN WINZIGEN VÖGELN EINEN GROßEN GESCHMACK.

2 1½-Pfund-Hühner aus Cornwall, aufgetaut, wenn sie gefroren sind

1 Esslöffel Olivenöl

6 gehackte Knoblauchzehen

2 bis 3 Esslöffel geräucherter süßer Paprika

¼ bis ½ Teelöffel Cayennepfeffer (optional)

2 Zitronen, geviertelt

2 Esslöffel frische Petersilie (optional)

1. Ofen auf 375°F vorheizen. Verwenden Sie zum Vierteln der Wildhennen eine Küchenschere oder ein scharfes Messer, um entlang beider Seiten des schmalen Rückgrats zu schneiden. Schmetterling den Vogel auf und schneide die Henne durch das Brustbein in zwei Hälften. Entfernen Sie die Hinterhand, indem Sie die Haut und das Fleisch durchschneiden, die die Oberschenkel von der Brust trennen. Halten Sie den Flügel und die Brust intakt. Reiben Sie Olivenöl über Cornish Hen Stücke. Mit gehacktem Knoblauch bestreuen.

2. Legen Sie die Hühnerstücke mit der Haut nach oben in eine extra große Ofenpfanne. Mit geräuchertem Paprika und Cayennepfeffer bestreuen. Drücken Sie die Zitronenviertel über die Hühner; Zitronenviertel in die Pfanne geben.

Drehen Sie die Hautstücke der Henne in der Pfanne nach unten. Abdecken und 30 Minuten backen. Nehmen Sie die Pfanne aus dem Ofen.

3. Broiler vorheizen. Drehen Sie die Teile mit einer Zange. Stellen Sie den Ofenrost ein. Braten Sie 4 bis 5 Zoll von der Hitze für 6 bis 8 Minuten, bis die Haut gebräunt ist und die Hühner fertig sind (175 ° F). Mit Pfannensäften beträufeln. Wenn gewünscht, mit Petersilie bestreuen.

Salate. Sofort servieren.

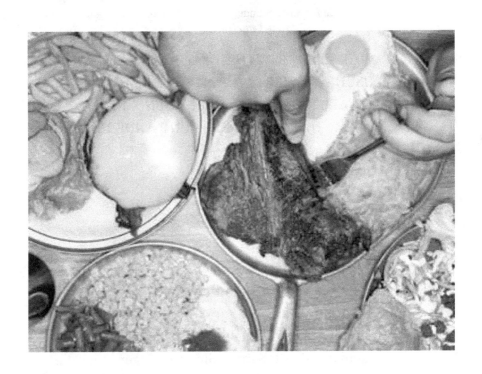

GEBRATENER TRUTHAHN MIT KNOBLAUCHPÜREE

VORBEREITUNG: 1 Stunde Braten: 2 Stunden 45 Minuten Stand: 15 Minuten macht: 12 bis 14 Portionen

SUCHEN SIE NACH EINEM TRUTHAHN, DER HAT NICHT MIT EINER SALZLÖSUNG INJIZIERT WORDEN. WENN AUF DEM ETIKETT „VERSTÄRKT" ODER „SELBSTKLEBEND" STEHT, IST ES WAHRSCHEINLICH VOLL MIT NATRIUM UND ANDEREN ZUSATZSTOFFEN.

1 12- bis 14-Pfund-Truthahn

2 Esslöffel mediterrane Gewürze (siehe Rezept)

¼ Tasse Olivenöl

3 Pfund mittelgroße Karotten, geschält, geschnitten und der Länge nach halbiert oder geviertelt

1 Rezept Garlicky Mashed Roots (siehe Rezept, unten)

1. Ofen auf 425 ° F vorheizen. Entfernen Sie Hals und Innereien vom Truthahn; auf Wunsch für eine andere Verwendung reservieren. Lösen Sie vorsichtig die Haut vom Rand der Brust. Führen Sie Ihre Finger unter die Haut, um eine Tasche über der Brust und über den Drumsticks zu erstellen. 1 Esslöffel des Mittelmeergewürzs unter die Haut geben; Verwenden Sie Ihre Finger, um es gleichmäßig über die Brust und die Trommelstöcke zu verteilen. Ziehen Sie die Nackenhaut nach hinten. Mit einem Spieß befestigen. Stecken Sie die Enden der Drumsticks unter das Hautband über den Schwanz. Wenn kein Hautband vorhanden ist, binden Sie die Drumsticks mit einer Küchenschnur aus 100%

Baumwolle sicher am Schwanz. Flügelspitzen unter dem Rücken drehen.

2. Legen Sie den Truthahn mit der Brust nach oben auf ein Gestell in eine flache, extra große Bratpfanne. Den Truthahn mit 2 EL Öl bestreichen. Den Truthahn mit den restlichen mediterranen Gewürzen bestreuen. Führen Sie ein ofengebundenes Fleischthermometer in die Mitte eines inneren Oberschenkelmuskels ein. Das Thermometer darf keinen Knochen berühren. Den Truthahn locker mit Folie abdecken.

3. 30 Minuten rösten. Reduzieren Sie die Ofentemperatur auf 325 ° F. 1½ Stunden rösten. In einer extra großen Schüssel Karotten und die restlichen 2 Esslöffel Öl vermengen. werfen, um zu beschichten. Karotten in einer großen Backform verteilen. Entfernen Sie die Folie vom Truthahn und schneiden Sie ein Haut- oder Schnurband zwischen die Trommelstöcke. Braten Sie Karotten und Pute 45 Minuten bis 1¼ Stunden länger oder bis das Thermometer 175 ° F anzeigt.

4. Den Truthahn aus dem Ofen nehmen. Startseite; Vor dem Schnitzen 15 bis 20 Minuten stehen lassen. Truthahn mit Karotten und Knoblauchpüree servieren.

Garlicky Mashed Roots: 3 bis 3½ Pfund Rutabagas und 1½ bis 2 Pfund Selleriewurzel schneiden und schälen; in 2-Zoll-Stücke schneiden. In einem 6-Liter-Topf Rutabagas und Selleriewurzel in ausreichend kochendem Wasser kochen, um sie 25 bis 30 Minuten lang oder bis sie sehr zart sind, zu bedecken. In einem kleinen Topf 3 Esslöffel natives Öl extra und 6 bis 8 gehackte Knoblauchzehen vermischen.

Bei schwacher Hitze 5 bis 10 Minuten kochen lassen oder
bis der Knoblauch sehr duftend, aber nicht gebräunt ist.
Fügen Sie vorsichtig ¾ Tasse Hühnerknochenbrühe hinzu
(sieheRezept) oder Hühnerbrühe ohne Salzzusatz. Zum
Kochen bringen; vom Herd nehmen. Das Gemüse
abtropfen lassen und in den Topf zurückkehren. Gemüse
mit einem Kartoffelstampfer zerdrücken oder mit einem
Elektromixer auf niedriger Stufe schlagen. Fügen Sie ½
Teelöffel schwarzen Pfeffer hinzu. Nach und nach die
Brühe zerdrücken oder einrühren, bis das Gemüse vereint
und fast glatt ist. Fügen Sie bei Bedarf eine zusätzliche ¼
Tasse Hühnerknochenbrühe hinzu, um die gewünschte
Konsistenz zu erzielen.

GEFÜLLTE PUTENBRUST MIT PESTO-SAUCE UND RUCOLA-SALAT

VORBEREITUNG: 30 Minuten Braten: 1 Stunde 30 Minuten Stand: 20 Minuten macht: 6 Portionen

DIES IST FÜR DIE WEIßFLEISCHLIEBHABER DA DRAUßEN - EINE KNUSPRIGE PUTENBRUST, GEFÜLLT MIT GETROCKNETEN TOMATEN, BASILIKUM UND MEDITERRANEN GEWÜRZEN. RESTE MACHEN EIN TOLLES MITTAGESSEN.

1 Tasse ungeschwefelte getrocknete Tomaten (nicht ölverpackt)

1 4-Pfund-Putenbrust ohne Knochen zur Hälfte mit Haut

3 Teelöffel mediterrane Gewürze (siehe Rezept)

1 Tasse locker verpackte frische Basilikumblätter

1 Esslöffel Olivenöl

8 Unzen Baby Rucola

3 große Tomaten, halbiert und in Scheiben geschnitten

¼ Tasse Olivenöl

2 Esslöffel Rotweinessig

Schwarzer Pfeffer

1½ Tassen Basil Pesto (siehe Rezept)

1. Ofen auf 375 ° F vorheizen. In einer kleinen Schüssel genug kochendes Wasser über getrocknete Tomaten gießen, um sie zu bedecken. 5 Minuten stehen lassen; abtropfen lassen und fein hacken.

2. Legen Sie die Putenbrust mit der Haut nach unten auf eine große Plastikfolie. Legen Sie eine weitere Folie Plastikfolie über den Truthahn. Schlagen Sie die Brust mit der flachen Seite eines Fleischschlägers vorsichtig auf eine gleichmäßige Dicke von etwa 1 cm Dicke. Plastikfolie wegwerfen. 1½ Teelöffel Mittelmeergewürz über das

Fleisch streuen. Top mit den Tomaten und Basilikumblättern. Putenbrust vorsichtig aufrollen und die Haut außen halten. Binden Sie den Braten mit einer Küchenschnur aus 100% Baumwolle an vier bis sechs Stellen, um ihn zu sichern. Mit 1 Esslöffel Olivenöl bestreichen. Den Braten mit den restlichen 1½ Teelöffeln Mittelmeergewürz bestreuen.

3. Legen Sie den Braten mit der Haut nach oben auf ein Gestell in einer flachen Pfanne. Unbedeckt 1½ Stunden braten oder bis ein in der Nähe der Mitte eingesetztes sofort ablesbares Thermometer 165 ° F anzeigt und die Haut goldbraun und knusprig ist. Den Truthahn aus dem Ofen nehmen. Mit Folie abdecken; Vor dem Schneiden 20 Minuten stehen lassen.

4. Für Rucola-Salat in einer großen Schüssel Rucola, Tomaten, ¼ Tasse Olivenöl, Essig und Pfeffer abschmecken. Entfernen Sie die Schnüre vom Braten. Truthahn in dünne Scheiben schneiden. Mit Rucola-Salat und Basilikum-Pesto servieren.

GEWÜRZTE PUTENBRUST MIT KIRSCH-BBQ-SAUCE

VORBEREITUNG: 15 Minuten Braten: 1 Stunde 15 Minuten Stand: 45 Minuten macht: 6 bis 8 Portionen

DIES IST EIN SCHÖNES REZEPT FÜR SERVIEREN SIE EINE MENSCHENMENGE AUF EINEM GARTENGRILL, WENN SIE ETWAS ANDERES ALS BURGER MACHEN MÖCHTEN. SERVIEREN SIE ES MIT EINEM KNUSPRIGEN SALAT WIE KNUSPRIGEM BROKKOLISALAT (SIEHEREZEPT) ODER RASIERTER ROSENKOHLSALAT (SIEHE REZEPT).

1 4 bis 5 Pfund Putenbrust mit ganzem Knochen

3 Esslöffel Smoky Seasoning (siehe Rezept)

2 Esslöffel frischer Zitronensaft

3 Esslöffel Olivenöl

1 Tasse trockener Weißwein wie Sauvignon Blanc

1 Tasse frische oder gefrorene ungesüßte Bing-Kirschen, entkernt und gehackt

⅓ Tasse Wasser

1 Tasse BBQ Sauce (siehe Rezept)

1. Lassen Sie die Putenbrust 30 Minuten bei Raumtemperatur stehen. Ofen auf 325°F vorheizen. Legen Sie die Putenbrust mit der Haut nach oben auf ein Gestell in eine Bratpfanne.

2. In einer kleinen Schüssel Smoky Seasoning, Zitronensaft und Olivenöl zu einer Paste vermengen. Lösen Sie die Haut vom Fleisch; Verteilen Sie die Hälfte der Paste vorsichtig auf dem Fleisch unter der Haut. Die restliche Paste gleichmäßig auf der Haut verteilen. Gießen Sie den Wein in den Boden der Bratpfanne.

3. Braten Sie 1¼ bis 1½ Stunden lang oder bis die Haut goldbraun ist und ein sofort ablesbares Thermometer in der Mitte des Bratens (ohne Knochen zu berühren) 170 ° F anzeigt. Drehen Sie die Bratpfanne zur Hälfte der Garzeit. Vor dem Schnitzen 15 bis 30 Minuten stehen lassen.

4. In der Zwischenzeit für Cherry BBQ Sauce Kirschen und Wasser in einem mittelgroßen Topf vermengen. Zum Kochen bringen; Hitze reduzieren. Unbedeckt 5 Minuten köcheln lassen. BBQ-Sauce einrühren; 5 Minuten köcheln lassen. Warm oder bei Raumtemperatur mit dem Truthahn servieren.

WEINGESCHMORTES PUTENFILET

VORBEREITUNG: 30 Minuten kochen: 35 Minuten macht: 4 Portionen

DEN IN DER PFANNE ANGEBRATENEN TRUTHAHN KOCHENIN
EINER KOMBINATION AUS WEIN, GEHACKTEN ROMA-TOMATEN,
HÜHNERBRÜHE, FRISCHEN KRÄUTERN UND ZERKLEINERTEM
ROTEM PFEFFER WIRD IHM EIN GROßARTIGER GESCHMACK
VERLIEHEN. SERVIEREN SIE DIESES EINTOPFARTIGE GERICHT
IN FLACHEN SCHALEN UND MIT GROßEN LÖFFELN, UM BEI
JEDEM BISSEN ETWAS VON DER LECKEREN BRÜHE ZU
ERHALTEN.

2 8 bis 12 Unzen Putenfilets, in 1-Zoll-Stücke geschnitten

2 Esslöffel Geflügelgewürz ohne Salzzusatz

2 Esslöffel Olivenöl

6 gehackte Knoblauchzehen (1 Esslöffel)

1 Tasse gehackte Zwiebel

½ Tasse gehackter Sellerie

6 Roma-Tomaten, entkernt und gehackt (ca. 3 Tassen)

½ Tasse trockener Weißwein wie Sauvignon Blanc

½ Tasse Hühnerknochenbrühe (siehe Rezept) oder Hühnerbrühe ohne Salzzusatz

½ Teelöffel fein geschnittener frischer Rosmarin

¼ bis ½ Teelöffel zerkleinerter roter Pfeffer

½ Tasse frische Basilikumblätter, gehackt

½ Tasse schnippte frische Petersilie

1. In einer großen Schüssel Putenstücke mit Geflügelgewürz
   zum Überziehen werfen. In einer extra großen Pfanne mit
   Antihaftbeschichtung 1 Esslöffel Olivenöl bei mittlerer
   Hitze erhitzen. Den Truthahn in Chargen in heißem Öl
   kochen, bis er von allen Seiten braun ist. (Die Türkei muss
   nicht durchgekocht werden.) Auf einen Teller geben und
   warm halten.

2. Den restlichen 1 Esslöffel Olivenöl in die Pfanne geben. Erhöhen Sie die Hitze auf mittelhoch. Fügen Sie den Knoblauch hinzu; kochen und 1 Minute rühren. Fügen Sie Zwiebel und Sellerie hinzu; kochen und 5 Minuten rühren. Fügen Sie den Truthahn und alle Säfte vom Teller, Tomaten, Wein, Hühnerknochenbrühe, Rosmarin und zerkleinerten roten Pfeffer hinzu. Reduzieren Sie die Hitze auf mittel-niedrig. Abdecken und 20 Minuten kochen lassen, dabei gelegentlich umrühren. Basilikum und Petersilie hinzufügen. Decken Sie es ab und kochen Sie es noch 5 Minuten lang oder bis der Truthahn nicht mehr rosa ist.

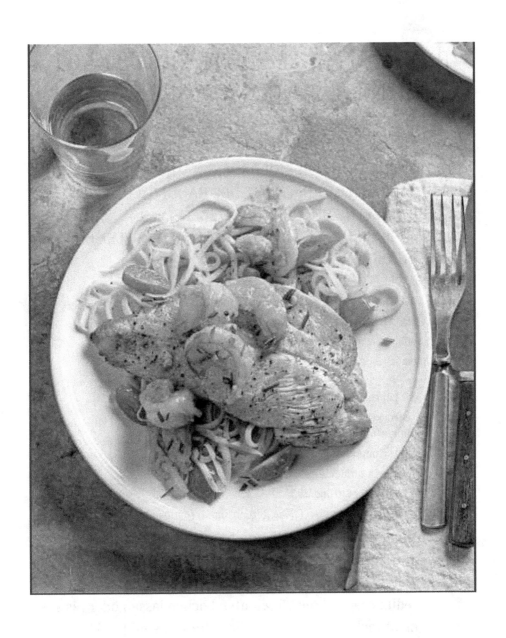

123

PAN-SAUTIERTE PUTENBRUST MIT SCHNITTLAUCH-SCAMPI-SAUCE

VORBEREITUNG: 30 Minuten kochen: 15 Minuten machen: 4 Portionen FOTO

DIE PUTENFILETS HALBIEREN DRÜCKEN SIE HORIZONTAL SO GLEICHMÄßIG WIE MÖGLICH MIT DER HANDFLÄCHE LEICHT AUF JEDE EINZELNE UND ÜBEN SIE DABEI EINEN GLEICHMÄßIGEN DRUCK AUS, WÄHREND SIE DAS FLEISCH DURCHSCHNEIDEN.

¼ Tasse Olivenöl

2 8- bis 12-Unzen-Putenbrustfilets, horizontal halbiert

¼ Teelöffel frisch gemahlener schwarzer Pfeffer

3 Esslöffel Olivenöl

4 Knoblauchzehen, gehackt

8 Unzen geschälte und entdarmte mittelgroße Garnelen, Schwänze entfernt und der Länge nach halbiert

¼ Tasse trockener Weißwein, Hühnerknochenbrühe (siehe Rezept) oder Hühnerbrühe ohne Salzzusatz

2 Esslöffel schnippten frischen Schnittlauch

½ Teelöffel fein zerkleinerte Zitronenschale

1 Esslöffel frischer Zitronensaft

Kürbisnudeln und Tomaten (siehe Rezept, unten) (optional)

1. In einer extra großen Pfanne 1 Esslöffel Olivenöl bei mittlerer bis hoher Hitze erhitzen. Fügen Sie Truthahn zur Pfanne hinzu; Mit Pfeffer bestreuen. Hitze auf mittel reduzieren. 12 bis 15 Minuten kochen lassen oder bis sie nicht mehr rosa sind und die Säfte klar sind (165 ° F). Nach der Hälfte der Garzeit einmal wenden. Putensteaks aus der Pfanne nehmen. Mit Folie abdecken, um warm zu halten.

2. Für die Sauce in derselben Pfanne die 3 Esslöffel Öl bei mittlerer Hitze erhitzen. Fügen Sie Knoblauch hinzu; 30 Sekunden kochen lassen. Garnelen einrühren; kochen und 1 Minute rühren. Wein, Schnittlauch und Zitronenschale einrühren; kochen und noch 1 Minute rühren oder bis die Garnelen undurchsichtig sind. Vom Herd nehmen; Zitronensaft einrühren. Zum Servieren Sauce über Putensteaks geben. Auf Wunsch mit Kürbisnudeln und Tomaten servieren.

Kürbisnudeln und Tomaten: Mit einem Mandolinen- oder Julienne-Schäler 2 gelbe Sommerkürbisse in Julienne-Streifen schneiden. In einer großen Pfanne 1 Esslöffel natives Olivenöl extra bei mittlerer bis hoher Hitze erhitzen. Fügen Sie Kürbisstreifen hinzu; 2 Minuten kochen lassen. Fügen Sie 1 Tasse geviertelte Traubentomaten und ¼ Teelöffel frisch gemahlenen schwarzen Pfeffer hinzu; Noch 2 Minuten kochen lassen oder bis der Kürbis knusprig und zart ist.

GESCHMORTE PUTENSCHENKEL MIT WURZELGEMÜSE

VORBEREITUNG: 30 Minuten kochen: 1 Stunde 45 Minuten macht: 4 Portionen

DIES IST EINES DIESER GERICHTE SIE MÖCHTEN AN EINEM KLAREN HERBSTNACHMITTAG MACHEN, WENN SIE ZEIT HABEN, EINEN SPAZIERGANG ZU MACHEN, WÄHREND ES IM OFEN KÖCHELT. WENN DIE ÜBUNG KEINEN APPETIT MACHT, WIRD DAS WUNDERBARE AROMA, WENN SIE DURCH DIE TÜR GEHEN, SICHERLICH.

3 Esslöffel Olivenöl

4 Putenschenkel von 20 bis 24 Unzen

½ Teelöffel frisch gemahlener schwarzer Pfeffer

6 Knoblauchzehen, geschält und zerkleinert

1½ Teelöffel Fenchelsamen, gequetscht

1 Teelöffel ganzer Piment, gequetscht *

1½ Tassen Hühnerknochenbrühe (siehe Rezept) oder Hühnerbrühe ohne Salzzusatz

2 Zweige frischer Rosmarin

2 Zweige frischer Thymian

1 Lorbeerblatt

2 große Zwiebeln, geschält und in jeweils 8 Keile geschnitten

6 große Karotten, geschält und in 1-Zoll-Scheiben geschnitten

2 große Rüben, geschält und in 1-Zoll-Würfel geschnitten

2 mittelgroße Pastinaken, geschält und in 1-Zoll-Scheiben geschnitten **

1 Selleriewurzel, geschält und in 1-Zoll-Stücke geschnitten

1. Ofen auf 350 ° F vorheizen. In einer großen Pfanne das Olivenöl bei mittlerer bis hoher Hitze schimmernd erhitzen. Fügen Sie 2 der Putenschenkel hinzu. Etwa 8 Minuten kochen lassen oder bis die Beine von allen Seiten goldbraun und knusprig sind und sich gleichmäßig braun

färben. Übertragen Sie Putenschenkel auf einen Teller;
Wiederholen Sie dies mit den restlichen 2 Putenbeinen.
Beiseite legen.

2. Fügen Sie der Pfanne Pfeffer, Knoblauch, Fenchelsamen und
Piment hinzu. Kochen und bei mittlerer Hitze 1 bis 2
Minuten rühren oder bis es duftet. Hühnerknochenbrühe,
Rosmarin, Thymian und Lorbeerblatt einrühren. Zum
Kochen bringen und umrühren, um gebräunte Stücke vom
Boden der Pfanne abzukratzen. Die Pfanne vom Herd
nehmen und beiseite stellen.

3. In einem extra großen holländischen Ofen mit dicht
schließendem Deckel Zwiebeln, Karotten, Rüben,
Pastinaken und Selleriewurzel mischen. Flüssigkeit aus
der Pfanne hinzufügen; werfen, um zu beschichten.
Putenschenkel in die Gemüsemischung drücken. Mit
Deckel abdecken.

4. Backen Sie ungefähr 1 Stunde 45 Minuten oder bis das
Gemüse zart ist und der Truthahn durchgekocht ist.
Putenschenkel und Gemüse in großen flachen Schalen
servieren. Säfte aus der Pfanne darüber träufeln.

* Tipp: Um Piment- und Fenchelsamen zu verletzen, legen Sie
die Samen auf ein Schneidebrett. Drücken Sie mit einer
flachen Seite eines Kochmessers nach unten, um die
Samen leicht zu zerdrücken.

** Tipp: Würfeln Sie alle großen Stücke von den Spitzen der
Pastinaken.

KRÄUTER-PUTENFLEISCHBROT MIT KARAMELLISIERTEM ZWIEBELKETCHUP UND GERÖSTETEN KOHLSCHNITZEN

VORBEREITUNG: 15 Minuten kochen: 30 Minuten backen: 1 Stunde 10 Minuten stehen: 5 Minuten macht: 4 Portionen

KLASSISCHER HACKBRATEN MIT KETCHUP-BELAG IST DEFINITIV AUF DEM PALÄO-MENÜ, WENN DER KETCHUP (SIEHE REZEPT) IST FREI VON SALZ UND ZUGESETZTEN ZUCKERN. HIER WIRD DER KETCHUP ZUSAMMEN MIT KARAMELLISIERTEN ZWIEBELN GERÜHRT, DIE VOR DEM BACKEN AUF DEN HACKBRATEN GESTAPELT WERDEN.

1½ Pfund gemahlener Truthahn

2 Eier, leicht geschlagen

½ Tasse Mandelmehl

⅓ Tasse schnippte frische Petersilie

¼ Tasse dünn geschnittene Frühlingszwiebeln (2)

1 Esslöffel geschnittener frischer Salbei oder 1 Teelöffel getrockneter Salbei, zerkleinert

1 Esslöffel frischer Thymian oder 1 Teelöffel getrockneter Thymian, zerkleinert

¼ Teelöffel schwarzer Pfeffer

2 Esslöffel Olivenöl

2 süße Zwiebeln, halbiert und in dünne Scheiben geschnitten

1 Tasse Paleo Ketchup (siehe Rezept)

1 kleiner Kopfkohl, halbiert, entkernt und in 8 Keile geschnitten

½ bis 1 Teelöffel zerkleinerter roter Pfeffer

1. Ofen auf 350 ° F vorheizen. Eine große Bratpfanne mit Pergamentpapier auslegen. beiseite legen. In einer großen Schüssel Putenhackfleisch, Eier, Mandelmehl, Petersilie,

Frühlingszwiebeln, Salbei, Thymian und schwarzen Pfeffer vermischen. In der vorbereiteten Bratpfanne die Putenmischung zu einem 8 × 4-Zoll-Laib formen. 30 Minuten backen.

2. In der Zwischenzeit für den karamellisierten Zwiebelketchup in einer großen Pfanne 1 Esslöffel Olivenöl bei mittlerer Hitze erhitzen. Zwiebeln hinzufügen; kochen Sie ungefähr 5 Minuten oder bis Zwiebeln gerade anfangen, unter häufigem Rühren zu bräunen. Reduzieren Sie die Hitze auf mittel-niedrig; kochen Sie ungefähr 25 Minuten oder bis golden und sehr weich, gelegentlich rührend. Vom Herd nehmen; Paleo Ketchup einrühren.

3. Etwas karamellisierten Zwiebelketchup über das Putenbrot geben. Kohlkeile um den Laib legen. Kohl mit dem restlichen 1 Esslöffel Olivenöl beträufeln; Mit zerquetschtem rotem Pfeffer bestreuen. Backen Sie ungefähr 40 Minuten oder bis ein sofort ablesbares Thermometer, das in der Mitte des Laibs eingesetzt ist, 165 ° F anzeigt, mit zusätzlichem karamellisierten Zwiebelketchup belegt und die Kohlkeile nach 20 Minuten dreht. Lassen Sie das Putenbrot 5 bis 10 Minuten stehen, bevor Sie es in Scheiben schneiden.

4. Putenbrot mit Kohlschnitzen und restlichem karamellisiertem Zwiebelketchup servieren.

TÜRKEI POSOLE

VORBEREITUNG: 20 Minuten Braten: 8 Minuten Kochen: 16 Minuten macht: 4 Portionen

DIE BELÄGE AUF DIESER WÄRMENDEN SUPPE NACH MEXIKANISCHER ARTSIND MEHR ALS NUR BEILAGEN. DER KORIANDER VERLEIHT IHM EINEN UNVERWECHSELBAREN GESCHMACK, AVOCADO TRÄGT ZUR CREMIGKEIT BEI - UND GERÖSTETE PEPITAS SORGEN FÜR EINEN HERRLICHEN CRUNCH.

8 frische Tomaten

1¼ bis 1½ Pfund gemahlener Truthahn

1 rote Paprika, entkernt und in dünne, mundgerechte Streifen geschnitten

½ Tasse gehackte Zwiebel (1 Medium)

6 gehackte Knoblauchzehen (1 Esslöffel)

1 Esslöffel mexikanisches Gewürz (siehe Rezept)

2 Tassen Hühnerknochenbrühe (siehe Rezept) oder Hühnerbrühe ohne Salzzusatz

1 14,5-Unzen-Dose ohne Salzzusatz feuergebratene Tomaten, nicht entwässert

1 Jalapeño oder Serrano Chili Pfeffer, entkernt und gehackt (siehe Trinkgeld)

1 mittelgroße Avocado, halbiert, geschält, entkernt und in dünne Scheiben geschnitten

¼ Tasse ungesalzene Pepitas, geröstet (siehe Trinkgeld)

¼ Tasse schnippte frischen Koriander

Limettenspalten

1. Den Broiler vorheizen. Schalen von Tomaten entfernen und wegwerfen. Tomaten waschen und halbieren. Legen Sie die Tomatillo-Hälften auf den nicht erhitzten Rost einer Bratpfanne. Braten Sie 4 bis 5 Zoll von der Hitze für 8 bis 10 Minuten oder bis sie leicht verkohlt sind, und drehen Sie sie einmal nach der Hälfte des Bratens. In der Pfanne auf einem Rost leicht abkühlen lassen.

2. In einer großen Pfanne Pute, Paprika und Zwiebel bei mittlerer Hitze 5 bis 10 Minuten kochen lassen oder bis die Pute gebräunt und das Gemüse zart ist. Mit einem Holzlöffel umrühren, um das Fleisch beim Kochen aufzubrechen. Bei Bedarf Fett ablassen. Fügen Sie Knoblauch und mexikanisches Gewürz hinzu. Kochen und noch 1 Minute rühren.

3. In einem Mixer etwa zwei Drittel der verkohlten Tomaten und 1 Tasse Hühnerknochenbrühe vermischen. Abdecken und glatt rühren. In der Pfanne zur Putenmischung geben. Die restliche 1 Tasse Hühnerknochenbrühe, nicht abgetropfte Tomaten und Chilipfeffer unterrühren. Die restlichen Tomaten grob hacken; zur Putenmischung geben. Zum Kochen bringen; Hitze reduzieren. Abdecken und 10 Minuten köcheln lassen.

4. Zum Servieren die Suppe in flache Schüsseln geben. Top mit Avocado, Pepitas und Koriander. Limettenschnitze über die Suppe drücken.

HÜHNERKNOCHENBRÜHE

VORBEREITUNG: 15 Minuten Braten: 30 Minuten kochen: 4 Stunden kalt: über Nacht macht: ca. 10 Tassen

FÜR DEN FRISCHESTEN, BESTEN GESCHMACK - UND DEN HÖCHSTEN NÄHRSTOFFGEHALT - VERWENDEN SIE HAUSGEMACHTE HÜHNERBRÜHE IN IHREN REZEPTEN. (ES ENTHÄLT AUCH KEIN SALZ, KONSERVIERUNGSMITTEL ODER ZUSATZSTOFFE.) DAS RÖSTEN DER KNOCHEN VOR DEM KOCHEN VERBESSERT DEN GESCHMACK. WÄHREND SIE LANGSAM IN FLÜSSIGKEIT KOCHEN, FÜLLEN DIE KNOCHEN DIE BRÜHE MIT MINERALIEN WIE KALZIUM, PHOSPHOR, MAGNESIUM UND KALIUM. DIE UNTEN STEHENDE SLOW COOKER-VARIANTE MACHT ES BESONDERS EINFACH. FRIEREN SIE ES IN 2- UND 4-TASSEN-BEHÄLTERN EIN UND TAUEN SIE NUR DAS AUF, WAS SIE BRAUCHEN.

2 Pfund Hühnerflügel und Rücken

4 Karotten, gehackt

2 große Lauch, nur weiße und hellgrüne Teile, dünn geschnitten

2 Stangen Sellerie mit Blättern, grob gehackt

1 Pastinake, grob gehackt

6 große Zweige italienische Petersilie

6 Zweige frischer Thymian

4 Knoblauchzehen, halbiert

2 Teelöffel ganze schwarze Pfefferkörner

2 ganze Nelken

Kaltes Wasser

1. Ofen auf 425 ° F vorheizen. Hähnchenflügel und -rücken auf einem großen Backblech anordnen; 30 bis 35 Minuten braten oder bis sie gut gebräunt sind.

2. Übertragen Sie gebräunte Hühnchenstücke und alle auf dem Backblech angesammelten gebräunten Stücke in einen großen Suppentopf. Fügen Sie Karotten, Lauch, Sellerie, Pastinaken, Petersilie, Thymian, Knoblauch, Pfefferkörner und Nelken hinzu. Geben Sie genügend kaltes Wasser (ca. 12 Tassen) in einen großen Suppentopf, um Hühnchen und Gemüse zu bedecken. Bei mittlerer Hitze zum Kochen bringen; Passen Sie die Hitze an, um die Brühe auf einem sehr niedrigen Niveau zu halten, wobei Blasen nur die Oberfläche brechen. Abdecken und 4 Stunden köcheln lassen.

3. Die heiße Brühe durch ein großes Sieb passieren, das mit zwei Schichten feuchtem Käsetuch aus 100% Baumwolle ausgekleidet ist. Feststoffe verwerfen. Brühe abdecken und über Nacht kalt stellen. Entfernen Sie vor dem Gebrauch die Fettschicht von der Oberseite der Brühe und entsorgen Sie sie.

Tipp: Um die Brühe zu klären (optional), kombinieren Sie in einer kleinen Schüssel 1 Eiweiß, 1 zerkleinerte Eierschale und ¼ Tasse kaltes Wasser. Rühren Sie die Mischung in die abgesiebte Brühe im Topf. Zum Kochen zurückkehren. Vom Herd nehmen; 5 Minuten stehen lassen. Die heiße Brühe durch ein Sieb passieren, das mit einer frischen Doppelschicht aus 100% Baumwolle-Käsetuch ausgekleidet ist. Fett vor Gebrauch abschöpfen und abschöpfen.

Anweisungen für den Slow Cooker: Bereiten Sie sie wie angegeben zu, außer in Schritt 2 geben Sie die Zutaten in einen 5- bis 6-Liter-Slow Cooker. Abdecken und bei schwacher Hitze 12 bis 14 Stunden kochen lassen. Fahren Sie fort wie in Schritt 3 beschrieben. Ergibt ca. 10 Tassen.

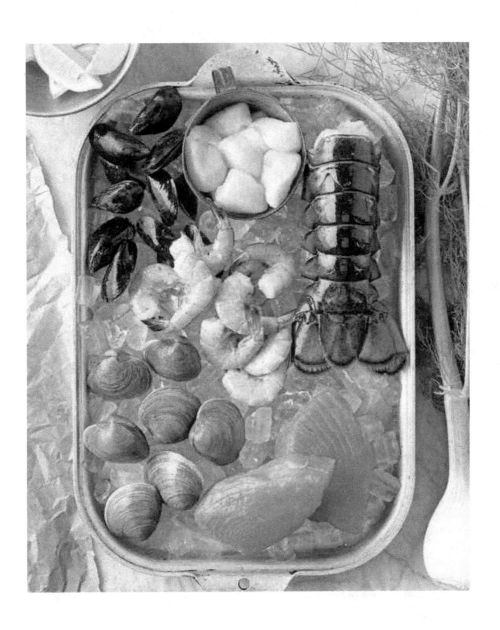

GRÜNER HARISSA LACHS

VORBEREITUNG: 25 Minuten backen: 10 Minuten grillen: 8 Minuten machen: 4 Portionen FOTO

EIN STANDARD-GEMÜSESCHÄLER WIRD VERWENDET FRISCHEN ROHEN SPARGEL FÜR DEN SALAT IN DÜNNE BÄNDER ZU RASIEREN. MIT HELLER ZITRUSVINAIGRETTE GEWORFEN (SIEHEREZEPT) UND MIT RAUCHIG GERÖSTETEN SONNENBLUMENKERNEN BELEGT, IST ES EINE ERFRISCHENDE BEGLEITUNG ZU LACHS UND WÜRZIGER GRÜNER KRÄUTERSAUCE.

LACHS

4 6 bis 8 Unzen frische oder gefrorene hautlose Lachsfilets, etwa 1 Zoll dick

Olivenöl

HARISSA

1½ Teelöffel Kreuzkümmel

1½ Teelöffel Koriandersamen

1 Tasse dicht gepackte frische Petersilienblätter

1 Tasse grob gehackter frischer Koriander (Blätter und Stängel)

2 Jalapeños, entkernt und grob gehackt (siehe Trinkgeld)

1 Schalotte, zerschnitten

2 Knoblauchzehen

1 Teelöffel fein zerkleinerte Zitronenschale

2 Esslöffel frischer Zitronensaft

⅓ Tasse Olivenöl

GEWÜRZTE SONNENBLUMENKERNE

⅓ Tasse rohe Sonnenblumenkerne

1 Teelöffel Olivenöl

1 Teelöffel Smoky Seasoning (siehe Rezept)

SALAT

12 große Spargelstangen, geschnitten (ca. 1 Pfund)

⅓ Tasse Bright Citrus Vinaigrette (siehe Rezept)

1. Fisch auftauen, wenn er gefroren ist; Mit Papiertüchern trocken tupfen. Beide Seiten des Fisches leicht mit Olivenöl bestreichen. Beiseite legen.

2. Für Harissa in einer kleinen Pfanne Kreuzkümmel und Koriandersamen bei mittlerer Hitze 3 bis 4 Minuten lang oder bis sie leicht geröstet und duftend sind, rösten. In einer Küchenmaschine kombinieren Sie geröstete Kreuzkümmel und Koriandersamen, Petersilie, Koriander, Jalapeños, Frühlingszwiebeln, Knoblauch, Zitronenschale, Zitronensaft und Olivenöl. Prozess bis glatt. Beiseite legen.

3. Für gewürzte Sonnenblumenkerne den Ofen auf 300 ° F vorheizen. Ein Backblech mit Pergamentpapier auslegen; beiseite legen. In einer kleinen Schüssel Sonnenblumenkerne und 1 Teelöffel Olivenöl vermischen. Streuen Sie das Smoky Seasoning über die Samen; rühren, um zu beschichten. Sonnenblumenkerne gleichmäßig auf dem Pergamentpapier verteilen. Backen Sie ungefähr 10 Minuten oder bis leicht geröstet.

4. Für einen Holzkohle- oder Gasgrill Lachs direkt bei mittlerer Hitze auf einen gefetteten Grillrost legen. Abdecken und 8 bis 12 Minuten grillen oder bis der Fisch beim Testen mit einer Gabel abblättert und sich nach der Hälfte des Grillvorgangs einmal dreht.

5. In der Zwischenzeit rasieren Sie für einen Salat mit einem Gemüseschäler die Spargelstangen in lange, dünne Bänder. Auf eine Platte oder eine mittelgroße Schüssel

geben. (Die Spitzen brechen ab, wenn die Speere dünner werden. Geben Sie sie in die Platte oder Schüssel.) Die Bright Citrus Vinaigrette über die rasierten Speere träufeln. Mit gewürzten Sonnenblumenkernen bestreuen.

6. Zum Servieren auf jeden der vier Teller ein Filet legen; Auf jedes Filet etwas grüne Harissa geben. Mit rasiertem Spargelsalat servieren.

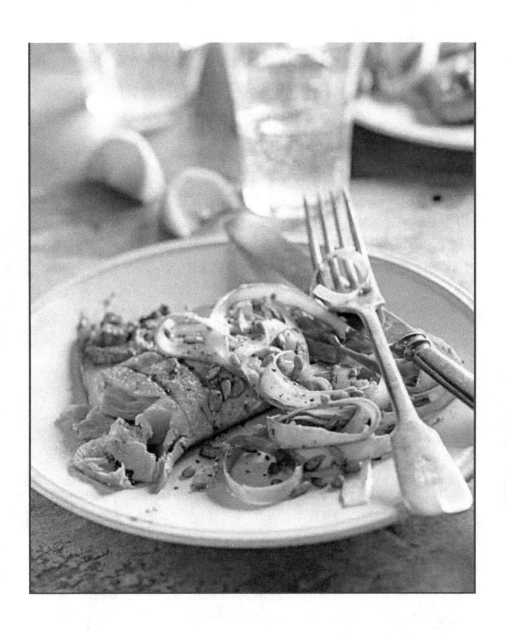

GEGRILLTER LACHS MIT MARINIERTEM ARTISCHOCKEN-HERZSALAT

VORBEREITUNG: 20 Minuten Grill: 12 Minuten macht: 4 Portionen

OFT DIE BESTEN WERKZEUGE, UM EINEN SALAT ZU WERFEN SIND DEINE HÄNDE. DIE ZARTEN SALATE UND GEGRILLTEN ARTISCHOCKEN GLEICHMÄßIG IN DIESEN SALAT EINARBEITEN, GESCHIEHT AM BESTEN MIT SAUBEREN HÄNDEN.

4 6 Unzen frische oder gefrorene Lachsfilets

1 9-Unzen-Packung gefrorene Artischockenherzen, aufgetaut und abgetropft

5 Esslöffel Olivenöl

2 Esslöffel gehackte Schalotten

1 Esslöffel fein zerkleinerte Zitronenschale

¼ Tasse frischer Zitronensaft

3 Esslöffel schnippten frischen Oregano

½ Teelöffel frisch gemahlener schwarzer Pfeffer

1 Esslöffel mediterrane Gewürze (siehe Rezept)

1 5-Unzen-Paket gemischte Baby-Salate

1. Fisch auftauen, wenn er gefroren ist. Fisch ausspülen; Mit Papiertüchern trocken tupfen. Legen Sie den Fisch beiseite.

2. In einer mittelgroßen Schüssel Artischockenherzen mit 2 EL Olivenöl verrühren. beiseite legen. In einer großen Schüssel 2 Esslöffel Olivenöl, Schalotten, Zitronenschale, Zitronensaft und Oregano vermischen. beiseite legen.

3. Für einen Holzkohle- oder Gasgrill die Artischockenherzen in einen Grillkorb legen und direkt bei mittlerer bis hoher

Hitze grillen. Abdecken und 6 bis 8 Minuten grillen oder bis sie gut verkohlt und durchgeheizt sind, dabei häufig umrühren. Artischocken vom Grill nehmen. 5 Minuten abkühlen lassen, dann Artischocken zur Schalottenmischung geben. Pfeffern; werfen, um zu beschichten. Beiseite legen.

4. Lachs mit dem restlichen 1 Esslöffel Olivenöl bestreichen; Mit dem mediterranen Gewürz bestreuen. Legen Sie den Lachs mit den gewürzten Seiten nach unten direkt bei mittlerer bis hoher Hitze auf den Grillrost. Abdecken und 6 bis 8 Minuten grillen oder bis der Fisch beim Testen mit einer Gabel zu schuppen beginnt. Nach der Hälfte des Grillvorgangs vorsichtig einmal drehen.

5. Salat mit marinierten Artischocken in die Schüssel geben; Vorsichtig werfen, um zu beschichten. Salat mit gegrilltem Lachs servieren.

FLASH-GERÖSTETER CHILE-SALBEI-LACHS MIT GRÜNER TOMATENSALSA

VORBEREITUNG: 35 Minuten kalt: 2 bis 4 Stunden Braten: 10 Minuten macht: 4 Portionen

"FLASH-RÖSTEN" BEZIEHT SICH AUF DIE TECHNIK ERHITZEN EINER TROCKENEN PFANNE IM OFEN AUF EINE HOHE TEMPERATUR, HINZUFÜGEN VON ETWAS ÖL UND FISCH, HUHN ODER FLEISCH (ES BRUTZELT!) UND BEENDEN DES GERICHTS IM OFEN. DAS FLASH-RÖSTEN VERKÜRZT DIE GARZEIT UND ERZEUGT AUßEN EINE KÖSTLICH KNUSPRIGE KRUSTE - UND INNEN EIN SAFTIGES, AROMATISCHES.

LACHS

4 5 bis 6 Unzen frische oder gefrorene Lachsfilets

3 Esslöffel Olivenöl

¼ Tasse fein gehackte Zwiebel

2 Knoblauchzehen, geschält und in Scheiben geschnitten

1 Esslöffel gemahlener Koriander

1 Teelöffel gemahlener Kreuzkümmel

2 Teelöffel süßer Paprika

1 Teelöffel getrockneter Oregano, zerkleinert

¼ Teelöffel Cayennepfeffer

⅓ Tasse frischen Limettensaft

1 Esslöffel schnippte frischen Salbei

GRÜNE TOMATENSALSA

1½ Tassen gewürfelte feste grüne Tomaten

⅓ Tasse fein gehackte rote Zwiebel

2 Esslöffel schnippten frischen Koriander

1 Jalapeño, entkernt und gehackt (siehe Trinkgeld)

1 Knoblauchzehe, gehackt

½ Teelöffel gemahlener Kreuzkümmel

¼ Teelöffel Chilipulver

2 bis 3 Esslöffel frischer Limettensaft

1. Fisch auftauen, wenn er gefroren ist. Fisch ausspülen; Mit Papiertüchern trocken tupfen. Legen Sie den Fisch beiseite.

2. Für Chili-Salbei-Paste in einem kleinen Topf 1 Esslöffel Olivenöl, Zwiebel und Knoblauch vermischen. Bei schwacher Hitze 1 bis 2 Minuten kochen lassen oder bis es duftet. Koriander und Kreuzkümmel einrühren; kochen und 1 Minute rühren. Paprika, Oregano und Cayennepfeffer einrühren; kochen und 1 Minute rühren. Fügen Sie Limettensaft und Salbei hinzu; kochen und ca. 3 Minuten rühren oder bis sich eine glatte Paste bildet; cool.

3. Mit den Fingern beide Seiten der Filets mit Chilisalbei-Paste bestreichen. Legen Sie den Fisch in ein Glas oder eine nicht reaktive Schüssel. Mit Plastikfolie fest abdecken. 2 bis 4 Stunden im Kühlschrank lagern.

4. Für Salsa in einer mittelgroßen Schüssel Tomaten, Zwiebeln, Koriander, Jalapeño, Knoblauch, Kreuzkümmel und Chilipulver vermischen. Gut mischen. Mit Limettensaft beträufeln; werfen, um zu beschichten.

4. Kratzen Sie mit einem Gummispatel so viel Paste wie möglich vom Lachs ab. Paste verwerfen.

5. Stellen Sie eine extra große gusseiserne Pfanne in den Ofen. Drehen Sie den Ofen auf 500 ° F. Backofen mit Pfanne vorheizen.

6. Heiße Pfanne aus dem Ofen nehmen. 1 Esslöffel Olivenöl in die Pfanne geben. Kippen Sie die Pfanne, um den Boden der Pfanne mit Öl zu bedecken. Legen Sie die Filets mit der Haut nach unten in die Pfanne. Filets mit dem restlichen 1 Esslöffel Olivenöl bestreichen.

7. Braten Sie den Lachs etwa 10 Minuten lang oder bis der Fisch beim Testen mit einer Gabel abblättert. Fisch mit Salsa servieren.

GEBRATENER LACHS UND SPARGEL EN PAPILLOTE MIT ZITRONEN-HASELNUSS-PESTO

VORBEREITUNG: 20 Minuten Braten: 17 Minuten macht: 4 Portionen

KOCHEN „EN PAPILLOTE" BEDEUTET EINFACH, IN PAPIER ZU KOCHEN.ES IST AUS VIELEN GRÜNDEN EINE SCHÖNE ART ZU KOCHEN. DER FISCH UND DAS GEMÜSE DÄMPFEN IN DER PERGAMENTPACKUNG UND VERSIEGELN SÄFTE, GESCHMACK UND NÄHRSTOFFE - UND ES GIBT KEINE TÖPFE UND PFANNEN, DIE DANACH GEWASCHEN WERDEN MÜSSEN.

4 6 Unzen frische oder gefrorene Lachsfilets

1 Tasse leicht verpackte frische Basilikumblätter

1 Tasse leicht verpackte frische Petersilienblätter

½ Tasse Haselnüsse, geröstet *

5 Esslöffel Olivenöl

1 Teelöffel fein zerkleinerte Zitronenschale

2 Esslöffel frischer Zitronensaft

1 Knoblauchzehe, gehackt

1 Pfund schlanker Spargel, geschnitten

4 Esslöffel trockener Weißwein

1. Lachs auftauen lassen, wenn er gefroren ist. Fisch ausspülen; Mit Papiertüchern trocken tupfen. Ofen auf 400 ° F vorheizen.

2. Für Pesto in einem Mixer oder einer Küchenmaschine Basilikum, Petersilie, Haselnüsse, Olivenöl, Zitronenschale, Zitronensaft und Knoblauch mischen. Abdecken und mischen oder glatt verarbeiten; beiseite legen.

3. Schneiden Sie vier 12-Zoll-Quadrate Pergamentpapier. Legen Sie für jedes Päckchen ein Lachsfilet in die Mitte eines Pergamentquadrats. Top mit einem Viertel des Spargels und 2 bis 3 Esslöffel Pesto; Mit 1 Esslöffel Wein beträufeln. Bringen Sie zwei gegenüberliegende Seiten des Pergamentpapiers hoch und falten Sie sie mehrmals über dem Fisch zusammen. Falten Sie die Enden des Pergaments, um es zu versiegeln. Wiederholen Sie diesen Vorgang, um drei weitere Pakete zu erstellen.

4. 17 bis 19 Minuten braten oder bis der Fisch beim Testen mit einer Gabel abblättert (Packung vorsichtig öffnen, um den Gargrad zu überprüfen).

* Tipp: Um Haselnüsse zu rösten, heizen Sie den Ofen auf 350 ° F vor. Die Nüsse in einer Schicht in einer flachen Backform verteilen. 8 bis 10 Minuten backen oder bis sie leicht geröstet sind, einmal umrühren, um gleichmäßig zu rösten. Nüsse leicht abkühlen lassen. Legen Sie warme Nüsse auf ein sauberes Küchentuch. Mit dem Handtuch reiben, um die losen Häute zu entfernen.

GEWÜRZGERIEBENER LACHS MIT PILZ-APFEL-PFANNENSAUCE

ANFANG BIS ENDE: 40 Minuten macht: 4 Portionen

DIESES GANZE LACHSFILET GEKRÖNT MIT EINER MISCHUNG AUS SAUTIERTEN PILZEN, SCHALOTTEN UND ROTHÄUTIGEN APFELSCHEIBEN - UND SERVIERT AUF EINEM BETT AUS HELLGRÜNEM SPINAT - IST DIES EIN BEEINDRUCKENDES GERICHT, DAS DEN GÄSTEN SERVIERT WIRD.

1 1½ Pfund frisches oder gefrorenes ganzes Lachsfilet, Haut auf

1 Teelöffel Fenchelsamen, fein zerkleinert *

½ Teelöffel getrockneter Salbei, zerkleinert

½ Teelöffel gemahlener Koriander

¼ Teelöffel trockener Senf

¼ Teelöffel schwarzer Pfeffer

2 Esslöffel Olivenöl

1½ Tassen frische Cremini-Pilze, geviertelt

1 mittelgroße Schalotte, sehr dünn geschnitten

1 kleiner Kochapfel, geviertelt, entkernt und in dünne Scheiben geschnitten

¼ Tasse trockener Weißwein

4 Tassen frischer Spinat

Kleine Zweige frischer Salbei (optional)

1. Lachs auftauen lassen, wenn er gefroren ist. Ofen auf 425 ° F vorheizen. Ein großes Backblech mit Pergamentpapier auslegen; beiseite legen. Fisch ausspülen; Mit Papiertüchern trocken tupfen. Legen Sie den Lachs mit der Haut nach unten auf das vorbereitete Backblech. In einer kleinen Schüssel Fenchelsamen, ½ Teelöffel getrockneten Salbei, Koriander, Senf und Pfeffer

vermischen. Gleichmäßig über den Lachs streuen; mit den Fingern einreiben.

2. Messen Sie die Dicke des Fisches. Braten Sie den Lachs 4 bis 6 Minuten lang pro ½ Zoll Dicke oder bis der Fisch beim Testen mit einer Gabel abblättert.

3. In der Zwischenzeit für eine Pfannensauce in einer großen Pfanne Olivenöl bei mittlerer Hitze erhitzen. Fügen Sie Pilze und Schalotten hinzu; 6 bis 8 Minuten kochen lassen oder bis die Pilze weich sind und unter gelegentlichem Rühren anfangen zu bräunen. Fügen Sie Apfel hinzu; abdecken und kochen und weitere 4 Minuten rühren. Fügen Sie vorsichtig Wein hinzu. Unbedeckt 2 bis 3 Minuten kochen lassen oder bis die Apfelscheiben gerade zart sind. Die Pilzmischung mit einem geschlitzten Löffel in eine mittelgroße Schüssel geben. abdecken, um warm zu halten.

4. In derselben Pfanne 1 Minute lang Spinat kochen oder bis der Spinat gerade verwelkt ist, unter ständigem Rühren. Den Spinat auf vier Teller verteilen. Lachsfilet in vier gleiche Portionen schneiden und bis zur Haut schneiden, aber nicht durch die Haut. Verwenden Sie einen großen Spatel, um Lachsportionen von der Haut abzuheben. Auf jeden Teller eine Lachsportion auf Spinat legen. Die Pilzmischung gleichmäßig über den Lachs geben. Wenn gewünscht, mit frischem Salbei garnieren.

* Tipp: Verwenden Sie einen Mörser und Stößel oder eine Gewürzmühle, um die Fenchelsamen fein zu zerkleinern.

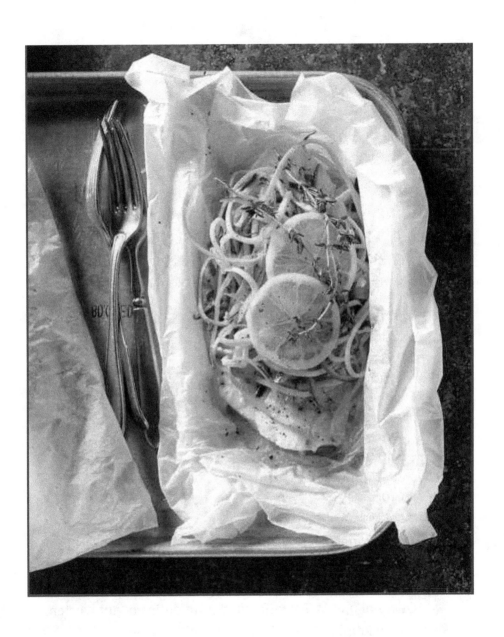

SOLE EN PAPILLOTE MIT JULIENNE GEMÜSE

VORBEREITUNG: 30 Minuten backen: 12 Minuten macht: 4 Portionen FOTO

SIE KÖNNEN SICHERLICH JULIENNE GEMÜSE MIT EINEM GUTEN SCHARFEN KOCHMESSER, ABER ES IST SEHR ZEITAUFWÄNDIG. EIN JULIENNE-SCHÄLER (SIEHE"AUSRÜSTUNG") MACHT SCHNELL LANGE, DÜNNE, GLEICHMÄßIG GEFORMTE GEMÜSESTREIFEN.

4 6 Unzen frische oder gefrorene Seezunge, Flunder oder andere feste Weißfischfilets

1 Zucchini, Julienne geschnitten

1 große Karotte, Julienne geschnitten

Eine halbe rote Zwiebel, Julienne geschnitten

2 Roma-Tomaten, entkernt und fein gehackt

2 Knoblauchzehen, gehackt

1 Esslöffel Olivenöl

½ Teelöffel schwarzer Pfeffer

1 Zitrone, in 8 dünne Scheiben schneiden, Samen entfernen

8 Zweige frischer Thymian

4 Teelöffel Olivenöl

¼ Tasse trockener Weißwein

1. Fisch auftauen, wenn er gefroren ist. Ofen auf 375 ° F vorheizen. In einer großen Schüssel Zucchini, Karotte, Zwiebel, Tomaten und Knoblauch vermischen. 1 Esslöffel Olivenöl und ¼ Teelöffel Pfeffer hinzufügen; gut werfen, um zu kombinieren. Gemüse beiseite stellen.

2. Schneiden Sie vier 14-Zoll-Quadrate Pergamentpapier aus. Fisch ausspülen; Mit Papiertüchern trocken tupfen. Legen Sie ein Filet in die Mitte jedes Quadrats. Mit dem

restlichen ¼ Teelöffel Pfeffer bestreuen. Gemüse, Zitronenscheiben und Thymianzweige auf die Filets legen und gleichmäßig verteilen. Jeden Stapel mit 1 Teelöffel Olivenöl und 1 Esslöffel Weißwein beträufeln.

3. Arbeiten Sie mit jeweils einer Packung, ziehen Sie zwei gegenüberliegende Seiten des Pergamentpapiers hoch und falten Sie sie mehrmals über dem Fisch zusammen. Falten Sie die Enden des Pergaments, um es zu versiegeln.

4. Ordnen Sie die Pakete auf einem großen Backblech an. Backen Sie ungefähr 12 Minuten oder bis der Fisch beim Testen mit einer Gabel abblättert (Packung vorsichtig öffnen, um den Gargrad zu überprüfen).

5. Legen Sie zum Servieren jedes Päckchen auf einen Teller. Packungen vorsichtig öffnen.

RUCOLA PESTO FISCH TACOS MIT RAUCHIGER LIMETTENCREME

VORBEREITUNG: 30 Minuten Grillen: 4 bis 6 Minuten pro ½ Zoll Dicke ergeben: 6 Portionen

SIE KÖNNEN DIE SOHLE DURCH KABELJAU ERSETZEN- NUR KEIN TILAPIA. TILAPIA IST LEIDER EINE DER SCHLECHTESTEN ENTSCHEIDUNGEN FÜR FISCHE. ES WIRD FAST ÜBERALL AUF DEM BAUERNHOF GEZÜCHTET UND HÄUFIG UNTER SCHRECKLICHEN BEDINGUNGEN. OBWOHL TILAPIA FAST ALLGEGENWÄRTIG IST, SOLLTE ES VERMIEDEN WERDEN.

4 4 bis 5 Unzen frische oder gefrorene Seezungenfilets, etwa ½ Zoll dick

1 Rezept Rucola Pesto (siehe Rezept)

½ Tasse Cashewcreme (siehe Rezept)

1 Teelöffel Smoky Seasoning (siehe Rezept)

½ Teelöffel fein zerkleinerte Limettenschale

12 Kopfsalatblätter

1 reife Avocado, halbiert, entkernt, geschält und in dünne Scheiben geschnitten

1 Tasse gehackte Tomate

¼ Tasse schnippte frischen Koriander

1 Limette in Keile schneiden

1. Fisch auftauen, wenn er gefroren ist. Fisch ausspülen; Mit Papiertüchern trocken tupfen. Legen Sie den Fisch beiseite.

2. Reiben Sie etwas Rucola Pesto auf beiden Seiten des Fisches ein.

3. Legen Sie für einen Holzkohle- oder Gasgrill den Fisch direkt bei mittlerer Hitze auf ein gefettetes Gestell. Abdecken und 4 bis 6 Minuten grillen oder bis der Fisch

152

beim Testen mit einer Gabel abblättert und sich nach der Hälfte des Grillvorgangs einmal dreht.

4. In der Zwischenzeit für Smoky Lime Cream in einer kleinen Schüssel die Cashewcreme, das Smoky Seasoning und die Limettenschale zusammenrühren.

5. Mit einer Gabel den Fisch in Stücke zerbrechen. Füllen Sie die Butterkopfblätter mit Fisch, Avocado-Scheiben und Tomaten. Mit Koriander bestreuen. Tacos mit Smoky Lime Cream beträufeln. Mit Limettenschnitzen servieren, um sie über Tacos zu drücken.

SOHLE MIT MANDELKRUSTE

VORBEREITUNG: 15 Minuten kochen: 3 Minuten machen: 2 Portionen

NUR EIN BISSCHEN MANDELMEHL ERZEUGT EINE SCHÖNE KRUSTE AUF DIESEM EXTREM SCHNELL KOCHENDEN GEBRATENEN FISCH, DER MIT CREMIGER MAYONNAISE UND EINER PRISE FRISCHER ZITRONE SERVIERT WIRD.

12 Unzen frische oder gefrorene Seezungenfilets

1 Esslöffel Zitronen-Kräuter-Gewürz (siehe Rezept)

¼ bis ½ Teelöffel schwarzer Pfeffer

⅓ Tasse Mandelmehl

2 bis 3 Esslöffel Olivenöl

¼ Tasse Paleo Mayo (siehe Rezept)

1 Teelöffel schnippte frischen Dill

Zitronenscheiben

1. Fisch auftauen, wenn er gefroren ist. Fisch ausspülen; Mit Papiertüchern trocken tupfen. In einer kleinen Schüssel das Zitronen-Kräuter-Gewürz und den Pfeffer verrühren. Beide Seiten der Filets mit einer Gewürzmischung bestreichen und leicht andrücken, um zu haften. Mandelmehl auf einem großen Teller verteilen. Eine Seite jedes Filets in das Mandelmehl eintauchen und leicht andrücken, um es zu verkleben.

2. In einer großen Pfanne genug Öl erhitzen, um die Pfanne bei mittlerer bis hoher Hitze zu beschichten. Fügen Sie Fisch hinzu, beschichtete Seiten nach unten. 2 Minuten kochen lassen. Drehen Sie den Fisch vorsichtig um. kochen Sie noch ungefähr 1 Minute oder bis der Fisch abblättert, wenn Sie mit einer Gabel getestet werden.

3. Für die Sauce in einer kleinen Schüssel den Paleo Mayo und den Dill zusammenrühren. Fisch mit Sauce und Zitronenschnitzen servieren.

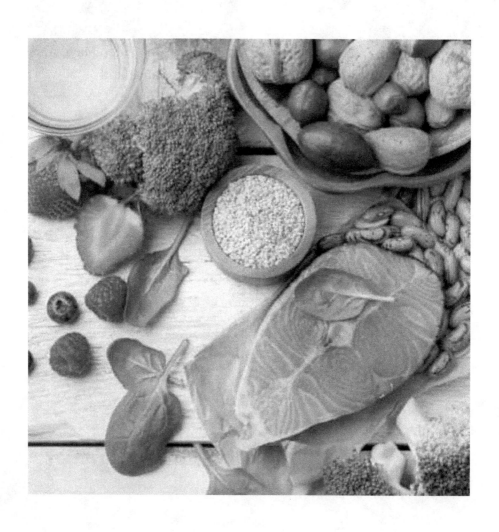

GEGRILLTE KABELJAU- UND ZUCCHINI-PÄCKCHEN MIT WÜRZIGER MANGO-BASILIKUM-SAUCE

VORBEREITUNG: 20 Minuten Grill: 6 Minuten macht: 4 Portionen

1 bis 1½ Pfund frischer oder gefrorener Kabeljau, ½ bis 1 Zoll dick

4 24 Zoll lange Stücke 12 Zoll breite Folie

1 mittelgroße Zucchini, in Julienne-Streifen geschnitten

Zitronen-Kräuter-Gewürz (siehe Rezept)

¼ Tasse Chipotle Paleo Mayo (siehe Rezept)

1 bis 2 Esslöffel pürierte reife Mango *

1 Esslöffel frischer Limetten- oder Zitronensaft oder Reisweinessig

2 Esslöffel schnippten frisches Basilikum

1. Fisch auftauen, wenn er gefroren ist. Fisch ausspülen; Mit Papiertüchern trocken tupfen. Schneiden Sie den Fisch in vier Portionsstücke.

2. Falten Sie jedes Stück Folie in zwei Hälften, um ein 12-Zoll-Quadrat mit doppelter Dicke zu erhalten. Legen Sie eine Portion Fisch in die Mitte eines Folienquadrats. Top mit einem Viertel der Zucchini. Mit Zitronen-Kräuter-Gewürzen bestreuen. Bringen Sie zwei gegenüberliegende Seiten der Folie hoch und falten Sie sie mehrmals über Zucchini und Fisch. Falten Sie die Enden der Folie. Wiederholen Sie diesen Vorgang, um drei weitere Pakete zu erstellen. Für die Sauce in einer kleinen Schüssel Chipotle Paleo Mayo, Mango, Limettensaft und Basilikum verrühren. beiseite legen.

3. Legen Sie für einen Holzkohle- oder Gasgrill Pakete bei mittlerer Hitze direkt auf den geölten Grillrost. Abdecken

und 6 bis 9 Minuten grillen oder bis der Fisch beim Testen mit einer Gabel abblättert und die Zucchini knusprig zart ist (Packung vorsichtig öffnen, um den Gargrad zu testen). Drehen Sie beim Grillen keine Päckchen. Belegen Sie jede Portion mit Sauce.

* Tipp: Für Mangopüree in einem Mixer ¼ Tasse gehackte Mango und 1 Esslöffel Wasser mischen. Abdecken und glatt rühren. Fügen Sie übrig gebliebene pürierte Mango einem Smoothie hinzu.

RIESLING-POCHIERTER KABELJAU MIT PESTO-GEFÜLLTEN TOMATEN

VORBEREITUNG: 30 Minuten kochen: 10 Minuten machen: 4 Portionen

1 bis 1½ Pfund frische oder gefrorene Kabeljaufilets, etwa 1 Zoll dick

4 Roma-Tomaten

3 Esslöffel Basil Pesto (siehe Rezept)

¼ Teelöffel gerissener schwarzer Pfeffer

1 Tasse trockener Riesling oder Sauvignon Blanc

1 Zweig frischer Thymian oder ½ Teelöffel getrockneter Thymian, zerkleinert

1 Lorbeerblatt

½ Tasse Wasser

2 Esslöffel gehackte Schalotte

Zitronenscheiben

1. Fisch auftauen, wenn er gefroren ist. Tomaten horizontal halbieren. Schaufeln Sie die Samen und etwas Fleisch heraus. (Wenn die Tomate flach sitzen muss, schneiden Sie eine sehr dünne Scheibe vom Ende ab und achten Sie darauf, dass Sie kein Loch in den Boden der Tomate machen.) Löffeln Sie etwas Pesto in jede Tomatenhälfte. mit gerissenem Pfeffer bestreuen; beiseite legen.

2. Fisch ausspülen; Mit Papiertüchern trocken tupfen. Fisch in vier Stücke schneiden. Stellen Sie einen Dampfkorb in eine große Pfanne mit dicht schließendem Deckel. Fügen Sie ungefähr ½ Zoll Wasser zur Pfanne hinzu. Zum Kochen bringen; Hitze auf mittel reduzieren. Die Tomaten mit den Seiten nach oben in den Korb geben. Abdecken und 2 bis 3 Minuten oder bis zum Durchwärmen dämpfen.

3. Tomaten auf einen Teller legen; abdecken, um warm zu halten. Dampfkorb aus der Pfanne nehmen; Wasser

wegwerfen. Fügen Sie Wein, Thymian, Lorbeerblatt und die ½ Tasse Wasser zur Pfanne hinzu. Zum Kochen bringen; Hitze auf mittel-niedrig reduzieren. Fügen Sie Fisch und Schalotte hinzu. Bedeckt 8 bis 10 Minuten köcheln lassen oder bis der Fisch beim Testen mit einer Gabel abblättert.

4. Den Fisch mit etwas Wilderungsflüssigkeit beträufeln. Fisch mit Pesto-gefüllten Tomaten und Zitronenschnitzen servieren.

GEBRATENER KABELJAU MIT PISTAZIEN-KORIANDER-KRUSTE ÜBER ZERTRÜMMERTEN SÜßKARTOFFELN

VORBEREITUNG: 20 Minuten kochen: 10 Minuten braten: 4 bis 6 Minuten pro ½ Zoll Dicke ergibt: 4 Portionen

1 bis 1½ Pfund frischer oder gefrorener Kabeljau

Olivenöl oder raffiniertes Kokosöl

2 Esslöffel gemahlene Pistazien, Pekannüsse oder Mandeln

1 Eiweiß

½ Teelöffel fein zerkleinerte Zitronenschale

1½ Pfund Süßkartoffeln, geschält und in Stücke geschnitten

2 Knoblauchzehen

1 Esslöffel Kokosöl

1 Esslöffel geriebener frischer Ingwer

½ Teelöffel gemahlener Kreuzkümmel

¼ Tasse Kokosmilch (wie Nature's Way)

4 Teelöffel Koriander Pesto oder Basilikum Pesto (siehe Rezepte)

1. Fisch auftauen, wenn er gefroren ist. Broiler vorheizen. Ölgestell einer Grillpfanne. In einer kleinen Schüssel gemahlene Nüsse, Eiweiß und Zitronenschale vermischen. beiseite legen.

2. Für die zertrümmerten Süßkartoffeln in einem mittelgroßen Topf Süßkartoffeln und Knoblauch in ausreichend kochendem Wasser kochen, um sie 10 bis 15 Minuten lang oder bis sie weich sind zu bedecken. Ablassen; Geben Sie Süßkartoffeln und Knoblauch in den Topf zurück. Mit einem Kartoffelstampfer Süßkartoffeln zerdrücken. 1 Esslöffel Kokosöl, Ingwer und Kreuzkümmel einrühren. In Kokosmilch pürieren, bis es leicht und locker ist.

3. Fisch ausspülen; Mit Papiertüchern trocken tupfen. Den Fisch in vier Stücke schneiden und auf den vorbereiteten, nicht erhitzten Rost einer Grillpfanne legen. Unter dünne Kanten stecken. Jedes Stück mit Korianderpesto bestreichen. Die Nussmischung auf das Pesto geben und vorsichtig verteilen. Braten Sie den Fisch 4 bis 6 Minuten lang 4 Zoll von der Hitze entfernt pro ½ Zoll Dicke oder bis der Fisch beim Testen mit einer Gabel abblättert und beim Grillen mit Folie bedeckt wird, wenn die Beschichtung zu brennen beginnt. Fisch mit Süßkartoffeln servieren.

ROSMARIN-MANDARINEN-KABELJAU MIT GERÖSTETEM BROKKOLI

VORBEREITUNG: 15 Minuten marinieren: bis zu 30 Minuten backen: 12 Minuten machen: 4 Portionen

1 bis 1½ Pfund frischer oder gefrorener Kabeljau

1 Teelöffel fein zerkleinerte Mandarinenschale

½ Tasse frische Mandarine oder Orangensaft

4 Esslöffel Olivenöl

2 Teelöffel schnippten frischen Rosmarin

¼ bis ½ Teelöffel gerissener schwarzer Pfeffer

1 Teelöffel fein zerkleinerte Mandarinenschale

3 Tassen Brokkoliröschen

¼ Teelöffel zerkleinerter roter Pfeffer

Mandarinenscheiben, Samen entfernt

1. Ofen auf 450 ° F vorheizen. Fisch auftauen lassen, wenn er gefroren ist. Fisch ausspülen; Mit Papiertüchern trocken tupfen. Schneiden Sie den Fisch in vier Portionsstücke. Messen Sie die Dicke des Fisches. In einer flachen Schüssel Mandarinenschale, Mandarinensaft, 2 Esslöffel Olivenöl, Rosmarin und schwarzen Pfeffer mischen. Fisch hinzufügen. Abdecken und bis zu 30 Minuten im Kühlschrank marinieren.

2. In einer großen Schüssel Brokkoli mit den restlichen 2 Esslöffeln Olivenöl und dem zerkleinerten roten Pfeffer vermengen. In eine 2-Liter-Auflaufform geben.

3. Eine flache Backform leicht mit zusätzlichem Olivenöl bestreichen. Den Fisch abtropfen lassen und die Marinade aufbewahren. Legen Sie den Fisch in die Pfanne und stecken Sie ihn unter dünne Kanten. Legen Sie Fisch und

Brokkoli in den Ofen. Brokkoli 12 bis 15 Minuten backen oder bis er knusprig ist, einmal nach der Hälfte des Garvorgangs umrühren. Backen Sie den Fisch 4 bis 6 Minuten pro ½ Zoll Fischdicke oder bis der Fisch beim Testen mit einer Gabel abblättert.

4. In einem kleinen Topf die reservierte Marinade zum Kochen bringen; 2 Minuten kochen lassen. Die Marinade über den gekochten Fisch träufeln. Fisch mit Brokkoli und Mandarinenscheiben servieren.

CURRY-KABELJAU-SALAT-WRAPS MIT EINGELEGTEN RADIESCHEN

VORBEREITUNG: 20 Minuten stehen: 20 Minuten kochen: 6 Minuten macht: 4 Portionen

FOTO

1 Pfund frische oder gefrorene Kabeljaufilets

6 Radieschen, grob zerkleinert

6 bis 7 Esslöffel Apfelessig

½ Teelöffel zerkleinerter roter Pfeffer

2 Esslöffel unraffiniertes Kokosöl

¼ Tasse Mandelbutter

1 Knoblauchzehe, gehackt

2 Teelöffel fein geriebener Ingwer

2 Esslöffel Olivenöl

1½ bis 2 Teelöffel Curry-Pulver ohne Salzzusatz

4 bis 8 Kopfsalatblätter oder Blattsalatblätter

1 rote Paprika, in Julienne-Streifen geschnitten

2 Esslöffel schnippten frischen Koriander

1. Fisch auftauen, wenn er gefroren ist. In einer mittelgroßen Schüssel kombinieren Sie Radieschen, 4 Esslöffel Essig und ¼ Teelöffel des zerkleinerten roten Pfeffers. 20 Minuten stehen lassen, dabei gelegentlich umrühren.

2. Für Mandelbuttersauce das Kokosöl in einem kleinen Topf bei schwacher Hitze schmelzen lassen. Mandelbutter glatt rühren. Knoblauch, Ingwer und den restlichen ¼ Teelöffel zerkleinerten roten Pfeffer einrühren. Vom Herd nehmen. Fügen Sie die restlichen 2 bis 3 Esslöffel Apfelessig hinzu und rühren Sie, bis glatt; beiseite legen. (Sauce wird leicht eingedickt, wenn Essig hinzugefügt wird.)

3. Fisch ausspülen; Mit Papiertüchern trocken tupfen. In einer großen Pfanne das Olivenöl und das Currypulver bei

mittlerer Hitze erhitzen. Fügen Sie Fisch hinzu; 3 bis 6
Minuten kochen lassen oder bis der Fisch beim Testen mit
einer Gabel abblättert und sich nach der Hälfte der Garzeit
einmal dreht. Mit zwei Gabeln den Fisch grob abblättern.

4. Radieschen abtropfen lassen; Marinade wegwerfen. In jedes
Salatblatt etwas Fisch, Paprikastreifen,
Radieschenmischung und Mandelbuttersauce geben. Mit
Koriander bestreuen. Blatt um die Füllung wickeln. Falls
gewünscht, sichern Sie die Packungen mit
Holzzahnstochern.

GEBRATENE SCHELLFISCH MIT ZITRONE UND FENCHEL

VORBEREITUNG: 25 Minuten Braten: 50 Minuten macht: 4 Portionen

SCHELLFISCH, POLLOCK UND KABELJAU HABEN ALLE MILD GEWÜRZTES FESTES WEIßES FLEISCH. SIE SIND IN DEN MEISTEN REZEPTEN AUSTAUSCHBAR, EINSCHLIEßLICH DIESES EINFACHEN GERICHTS AUS GEBACKENEM FISCH UND GEMÜSE MIT KRÄUTERN UND WEIN.

4 6 Unzen frisches oder gefrorenes Schellfisch-, Pollock- oder Kabeljaufilet, ungefähr ½ Zoll dick

1 großer Zwiebelfenchel, entkernt und in Scheiben geschnitten, Wedel reserviert und gehackt

4 mittelgroße Karotten, vertikal halbiert und in 2 bis 3 Zoll lange Stücke geschnitten

1 rote Zwiebel, halbiert und in Scheiben geschnitten

2 Knoblauchzehen, gehackt

1 Zitrone, dünn geschnitten

3 Esslöffel Olivenöl

½ Teelöffel schwarzer Pfeffer

¾ Tasse trockener Weißwein

2 Esslöffel fein geschnittene frische Petersilie

2 Esslöffel schnippten frische Fenchelwedel

2 Teelöffel fein zerkleinerte Zitronenschale

1. Fisch auftauen, wenn er gefroren ist. Ofen auf 400 ° F vorheizen. In einer rechteckigen 3-Liter-Auflaufform Fenchel, Karotten, Zwiebeln, Knoblauch und Zitronenscheiben mischen. Mit 2 EL Olivenöl beträufeln und mit ¼ Teelöffel Pfeffer bestreuen. werfen, um zu beschichten. Wein in eine Schüssel geben. Schüssel mit Folie abdecken.

2. 20 Minuten rösten. Aufdecken; Gemüsemischung umrühren. Noch 15 bis 20 Minuten braten oder bis das Gemüse knusprig und zart ist. Gemüsemischung umrühren. Den Fisch mit dem restlichen ¼ Teelöffel Pfeffer bestreuen. Legen Sie den Fisch auf die Gemüsemischung. Mit dem restlichen 1 Esslöffel Olivenöl beträufeln. Braten Sie etwa 8 bis 10 Minuten oder bis der Fisch beim Testen mit einer Gabel abblättert.

3. In einer kleinen Schüssel Petersilie, Fenchelwedel und Zitronenschale vermischen. Zum Servieren die Fisch-Gemüse-Mischung auf die Servierteller verteilen. Löffelpfannensäfte über Fisch und Gemüse. Mit Petersilienmischung bestreuen.

PEKANNUSS-VERKRUSTETER SCHNAPPER MIT REMOULADE UND OKRA UND TOMATEN NACH CAJUN-ART

VORBEREITUNG: 1 Stunde kochen: 10 Minuten backen: 8 Minuten macht: 4 Portionen

DIESES UNTERNEHMENSWÜRDIGE FISCHGERICHT ES DAUERT EIN BISSCHEN, BIS ES FERTIG IST, ABER DIE REICHEN AROMEN MACHEN ES WERT. DIE REMOULADE - EINE SAUCE AUF MAYONNAISE-BASIS, DIE MIT SENF, ZITRONE UND CAJUN-GEWÜRZEN VERSETZT UND MIT GEHACKTEM ROTEM PAPRIKA, FRÜHLINGSZWIEBELN UND PETERSILIE ANGEREICHERT IST - KANN EINEN TAG IM VORAUS ZUBEREITET UND GEKÜHLT WERDEN.

4 Esslöffel Olivenöl

½ Tasse fein gehackte Pekannüsse

2 Esslöffel gehackte frische Petersilie

1 Esslöffel gehackter frischer Thymian

2 8-Unzen-Red-Snapper-Filets, ½ Zoll dick

4 Teelöffel Cajun-Gewürz (siehe Rezept)

½ Tasse Zwiebelwürfel

½ Tasse gewürfelter grüner Paprika

½ Tasse gewürfelter Sellerie

1 Esslöffel gehackter Knoblauch

1 Pfund frische Okra-Schoten, in 1 Zoll dicke Scheiben geschnitten (oder frischer Spargel, in 1 Zoll lange Stücke geschnitten)

8 Unzen Trauben- oder Kirschtomaten, halbiert

2 Teelöffel gehackter frischer Thymian

Schwarzer Pfeffer

Rémoulade (siehe Rezept rechts)

1. In einer mittleren Pfanne 1 Esslöffel Olivenöl bei mittlerer Hitze erhitzen. Fügen Sie die Pekannüsse hinzu und rösten Sie etwa 5 Minuten oder bis sie goldgelb und duftend sind, wobei Sie häufig umrühren. Pekannüsse in eine kleine Schüssel geben und abkühlen lassen. Petersilie und Thymian hinzufügen und beiseite stellen.

2. Ofen auf 400 ° F vorheizen. Ein Backblech mit Pergamentpapier oder Folie auslegen. Die Schnapperfilets mit der Haut nach unten auf das Backblech legen und jeweils mit 1 Teelöffel Cajun-Gewürz bestreuen. Mit einer Backbürste 2 Esslöffel Olivenöl auf Filets tupfen. Verteilen Sie die Pekannussmischung gleichmäßig auf die Filets und drücken Sie die Nüsse vorsichtig auf die Oberfläche des Fisches, damit sie haften. Decken Sie alle exponierten Bereiche des Fischfilets nach Möglichkeit mit Nüssen ab. Backen Sie den Fisch 8 bis 10 Minuten lang oder bis er mit der Messerspitze leicht abblättert.

3. In einer großen Pfanne den restlichen 1 Esslöffel Olivenöl bei mittlerer bis hoher Hitze erhitzen. Fügen Sie Zwiebel, Paprika, Sellerie und Knoblauch hinzu. Kochen und 5 Minuten rühren oder bis das Gemüse knusprig und zart ist. Fügen Sie die geschnittene Okra (oder Spargel, wenn Sie verwenden) und die Tomaten hinzu; 5 bis 7 Minuten kochen lassen oder bis die Okra knusprig und zart ist und sich die Tomaten zu spalten beginnen. Vom Herd nehmen und mit Thymian und schwarzem Pfeffer abschmecken. Gemüse mit Schnapper und Rémoulade servieren.

Remoulade: In einer Küchenmaschine ½ Tasse gehackter roter Paprika, ¼ Tasse gehackte Frühlingszwiebeln und 2

Esslöffel gehackte frische Petersilie fein pürieren. Fügen Sie ¼ Tasse Paleo Mayo hinzu (sieheRezept), ¼ Tasse Senf nach Dijon-Art (siehe Rezept), 1½ Teelöffel Zitronensaft und ¼ Teelöffel Cajun-Gewürz (siehe Rezept). Puls bis kombiniert. In eine Schüssel geben und bis zum Servieren im Kühlschrank aufbewahren. (Remoulade kann 1 Tag vorher gemacht und gekühlt werden.)

ESTRAGON THUNFISCH PASTETCHEN MIT AVOCADO-ZITRONE AÏOLI

VORBEREITUNG: 25 Minuten kochen: 6 Minuten machen: 4 Portionen FOTO

THUNFISCH IST NEBEN LACHS EINER VON DEN SELTENEN FISCHARTEN, DIE FEIN GEHACKT UND ZU BURGERN GEFORMT WERDEN KÖNNEN. ACHTEN SIE DARAUF, DEN THUNFISCH IN DER KÜCHENMASCHINE NICHT ZU STARK ZU VERARBEITEN.

1 Pfund frische oder gefrorene Thunfischfilets ohne Haut

1 Eiweiß, leicht geschlagen

¾ Tasse gemahlenes goldenes Leinsamenmehl

1 Esslöffel frisch geschnittener Estragon oder Dill

2 Esslöffel schnippten frischen Schnittlauch

1 Teelöffel fein zerkleinerte Zitronenschale

2 Esslöffel Leinsamenöl, Avocadoöl oder Olivenöl

1 mittlere Avocado, entkernt

3 Esslöffel Paleo Mayo (siehe Rezept)

1 Teelöffel fein zerkleinerte Zitronenschale

2 Teelöffel frischer Zitronensaft

1 Knoblauchzehe, gehackt

4 Unzen Babyspinat (ca. 4 Tassen dicht gepackt)

⅓ Tasse geröstete Knoblauchvinaigrette (siehe Rezept)

1 Granny-Smith-Apfel, entkernt und in Streichholzstücke geschnitten

¼ Tasse gehackte geröstete Walnüsse (siehe Trinkgeld)

1. Fisch auftauen, wenn er gefroren ist. Fisch ausspülen; Mit Papiertüchern trocken tupfen. Schneiden Sie Fisch in 1½-Zoll-Stücke. Legen Sie den Fisch in eine Küchenmaschine. Mit Ein / Aus-Impulsen verarbeiten, bis sie fein gehackt sind. (Achten Sie darauf, dass Sie nicht zu viel verarbeiten,

da sonst die Pastete härter wird.) Legen Sie den Fisch beiseite.

2. In einer mittelgroßen Schüssel Eiweiß, ¼ Tasse Leinsamenmehl, Estragon, Schnittlauch und Zitronenschale vermischen. Fügen Sie Fisch hinzu; Zum Kombinieren vorsichtig umrühren. Formen Sie die Fischmischung in vier ½ Zoll dicke Pastetchen.

3. Die verbleibende ½ Tasse Leinsamenmehl in eine flache Schüssel geben. Tauchen Sie die Pastetchen in die Leinsamenmischung und drehen Sie sie, um sie gleichmäßig zu beschichten.

4. In einer extra großen Pfanne Öl bei mittlerer Hitze erhitzen. Kochen Sie Thunfischfrikadellen 6 bis 8 Minuten lang in heißem Öl oder bis ein horizontal in die Pastetchen eingesetztes sofort ablesbares Thermometer 160 ° F anzeigt und sich nach der Hälfte der Garzeit einmal dreht.

5. Währenddessen für die Aïoli in einer mittelgroßen Schüssel eine Gabel verwenden, um die Avocado zu zerdrücken. Fügen Sie Paleo Mayo, Zitronenschale, Zitronensaft und Knoblauch hinzu. Maische, bis alles gut vermischt und fast glatt ist.

6. Legen Sie den Spinat in eine mittelgroße Schüssel. Spinat mit gerösteter Knoblauchvinaigrette beträufeln; werfen, um zu beschichten. Für jede Portion ein Thunfischpastetchen und ein Viertel des Spinats auf einen Servierteller legen. Top Thunfisch mit etwas Aïoli. Top Spinat mit Apfel und Walnüssen. Sofort servieren.

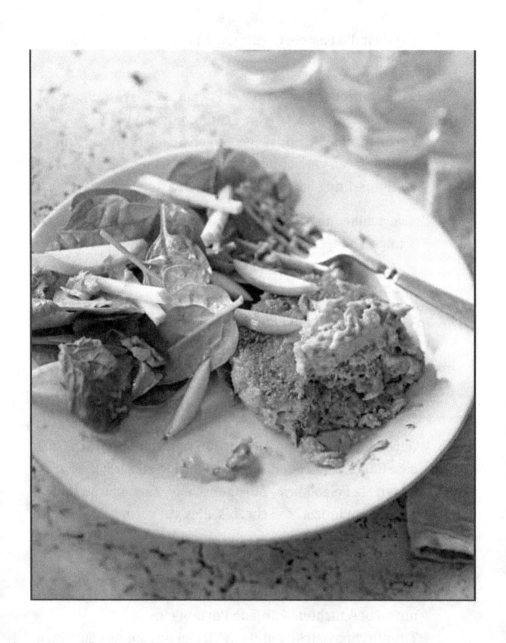

GESTREIFTE BASS TAJINE

VORBEREITUNG: 50 Minuten kalt: 1 bis 2 Stunden kochen: 22 Minuten backen: 25 Minuten macht: 4 Portionen

EINE TAJINE IST DER NAME VON SOWOHL EINE ART NORDAFRIKANISCHES GERICHT (EINE ART EINTOPF) ALS AUCH DER KEGELFÖRMIGE TOPF, IN DEM ES GEKOCHT WIRD. WENN SIE KEINEN HABEN, FUNKTIONIERT EINE ABGEDECKTE BRATPFANNE EINWANDFREI. CHERMOULA IST EINE DICKE NORDAFRIKANISCHE KRÄUTERPASTE, DIE AM HÄUFIGSTEN ALS MARINADE FÜR FISCHE VERWENDET WIRD. SERVIEREN SIE DIESES FARBENFROHE FISCHGERICHT MIT EINER SÜßKARTOFFEL ODER EINEM BLUMENKOHLBREI.

4 6 Unzen frische oder gefrorene gestreifte Bass- oder Heilbuttfilets, Haut auf

1 Bund Koriander, gehackt

1 Teelöffel fein zerkleinerte Zitronenschale (beiseite stellen)

¼ Tasse frischer Zitronensaft

4 Esslöffel Olivenöl

5 gehackte Knoblauchzehen

4 Teelöffel gemahlener Kreuzkümmel

2 Teelöffel süßer Paprika

1 Teelöffel gemahlener Koriander

¼ Teelöffel gemahlener Anis

1 große Zwiebel, geschält, halbiert und in dünne Scheiben geschnitten

1 15-Unzen-Dose ohne Salzzusatz feuergebratene Tomatenwürfel, ungegossen

½ Tasse Hühnerknochenbrühe (siehe Rezept) oder Hühnerbrühe ohne Salzzusatz

1 große gelbe Paprika, entkernt und in ½-Zoll-Streifen geschnitten

1 große orangefarbene Paprika, entkernt und in ½-Zoll-Streifen geschnitten

1. Fisch auftauen, wenn er gefroren ist. Fisch ausspülen; Mit Papiertüchern trocken tupfen. Legen Sie Fischfilets in eine

flache Auflaufform ohne Metall. Legen Sie den Fisch beiseite.

2. Für Chermoula in einem Mixer oder einer kleinen Küchenmaschine Koriander, Zitronensaft, 2 Esslöffel Olivenöl, 4 gehackte Knoblauchzehen, Kreuzkümmel, Paprika, Koriander und Anis mischen. Abdecken und glatt rühren.

3. Die Hälfte der Chermoula über den Fisch geben und den Fisch so drehen, dass beide Seiten bedeckt sind. Abdecken und 1 bis 2 Stunden im Kühlschrank lagern. Verbleibende Chermoula abdecken; Lassen Sie es bei Raumtemperatur stehen, bis es gebraucht wird.

4. Ofen auf 325 ° F vorheizen. In einer großen Pfanne die restlichen 2 Esslöffel Öl bei mittlerer bis hoher Hitze erhitzen. Zwiebel hinzufügen; kochen und 4 bis 5 Minuten rühren oder bis sie weich sind. Die restlichen 1 gehackten Knoblauchzehen unterrühren. kochen und 1 Minute rühren. Fügen Sie reservierte Chermoula, Tomaten, Hühnerknochenbrühe, Paprikastreifen und Zitronenschale hinzu. Zum Kochen bringen; Hitze reduzieren. Unbedeckt 15 Minuten köcheln lassen. Falls gewünscht, die Mischung auf Tajin übertragen; Mit Fisch und restlichem Chermoula aus der Schüssel belegen. Startseite; 25 Minuten backen. Sofort servieren.

HEILBUTT IN KNOBLAUCH-GARNELEN-SAUCE MIT SOFFRITO COLLARD GREENS

VORBEREITUNG: 30 Minuten kochen: 19 Minuten machen: 4 Portionen

ES GIBT VERSCHIEDENE QUELLEN UND ARTEN VON HEILBUTT.UND SIE KÖNNEN VON SEHR UNTERSCHIEDLICHER QUALITÄT SEIN - UND UNTER SEHR UNTERSCHIEDLICHEN BEDINGUNGEN GEFISCHT WERDEN. DIE NACHHALTIGKEIT DES FISCHES, DIE UMGEBUNG, IN DER ER LEBT, UND DIE BEDINGUNGEN, UNTER DENEN ER AUFGEZOGEN / GEFISCHT WIRD, SIND ALLES FAKTOREN, DIE BESTIMMEN, WELCHE FISCHE EINE GUTE WAHL FÜR DEN VERZEHR SIND. BESUCHEN SIE DIE WEBSITE DES MONTEREY BAY AQUARIUM (WWW.SEAFOODWATCH.ORG) FÜR DIE NEUESTEN INFORMATIONEN DARÜBER, WELCHE FISCHE ZU ESSEN UND WELCHE ZU VERMEIDEN SIND.

4 6 Unzen frische oder gefrorene Heilbuttfilets, etwa 1 Zoll dick

Schwarzer Pfeffer

6 Esslöffel natives Olivenöl extra

½ Tasse fein gehackte Zwiebel

¼ Tasse gewürfelter roter Paprika

2 Knoblauchzehen, gehackt

¾ Teelöffel geräucherter spanischer Paprika

½ Teelöffel frisch gehackter Oregano

4 Tassen Collard Greens, gestielt, in ¼ Zoll dicke Bänder geschnitten (ca. 12 Unzen)

⅓ Tasse Wasser

8 Unzen mittelgroße Garnelen, geschält, entdarmt und grob gehackt

4 Knoblauchzehen, dünn geschnitten

¼ bis ½ Teelöffel zerkleinerter roter Pfeffer

⅓ Tasse trockener Sherry

2 Esslöffel Zitronensaft

¼ Tasse gehackte frische Petersilie

1. Fisch auftauen, wenn er gefroren ist. Fisch ausspülen; Mit Papiertüchern trocken tupfen. Den Fisch mit Pfeffer bestreuen. In einer großen Pfanne 2 Esslöffel Olivenöl bei mittlerer Hitze erhitzen. Fügen Sie die Filets hinzu; 10 Minuten kochen lassen oder bis sie goldbraun sind und Fischflocken, wenn sie mit einer Gabel getestet werden. Nach der Hälfte des Garvorgangs einmal wenden. Übertragen Sie den Fisch auf eine Platte und ein Zelt mit Folie, um sich warm zu halten.

2. In der Zwischenzeit in einer anderen großen Pfanne 1 Esslöffel Olivenöl bei mittlerer Hitze erhitzen. Fügen Sie Zwiebel, Paprika, 2 gehackte Knoblauchzehen, Paprika und Oregano hinzu; kochen und 3 bis 5 Minuten rühren oder bis sie weich sind. Collard Greens und das Wasser einrühren. Abdecken und 3 bis 4 Minuten kochen lassen oder bis die Flüssigkeit verdunstet ist und das Grün nur noch zart ist, gelegentlich umrühren. Abdecken und warm halten, bis sie servierfertig sind.

3. Für Garnelensauce die restlichen 3 Esslöffel Olivenöl in die Pfanne geben, die zum Kochen des Fisches verwendet wird. Fügen Sie die Garnelen, 4 Knoblauchzehen und den zerkleinerten roten Pfeffer hinzu. Kochen und 2 bis 3 Minuten rühren oder bis der Knoblauch gerade anfängt, golden zu werden. Fügen Sie die Garnele hinzu; 2 bis 3 Minuten kochen lassen, bis die Garnelen fest und rosa sind. Sherry und Zitronensaft einrühren. 1 bis 2 Minuten

kochen lassen oder bis sie etwas reduziert sind. Petersilie einrühren.

4. Garnelensauce auf Heilbuttfilets verteilen. Mit Gemüse servieren.

MEERESFRÜCHTE BOUILLABAISSE

ANFANG BIS ENDE: 1¾ STUNDEN MACHT: 4 PORTIONEN

WIE ITALIENISCHER CIOPPINO IST DIESER FRANZÖSISCHE
MEERESFRÜCHTE-EINTOPFVON FISCH UND SCHALENTIEREN
SCHEINT EINE STICHPROBE DES TAGESFANGS ZU SEIN, DER IN
EINEN TOPF MIT KNOBLAUCH, ZWIEBELN, TOMATEN UND WEIN
GEWORFEN WIRD. DAS CHARAKTERISTISCHE AROMA VON
BOUILLABAISSE IST JEDOCH DIE GESCHMACKSKOMBINATION
AUS SAFRAN, FENCHEL UND ORANGENSCHALE.

1 Pfund frisches oder gefrorenes hautloses Heilbuttfilet, in 1-Zoll-Stücke
geschnitten

4 Esslöffel Olivenöl

2 Tassen gehackte Zwiebeln

4 Knoblauchzehen, zerschlagen

1 Kopffenchel, entkernt und gehackt

6 Roma-Tomaten, gehackt

¾ Tasse Hühnerknochenbrühe (siehe Rezept) oder Hühnerbrühe ohne Salzzusatz

¼ Tasse trockener Weißwein

1 Tasse fein gehackte Zwiebel

1 Kopffenchel, entkernt und fein gehackt

6 Knoblauchzehen, gehackt

1 Orange

3 Roma-Tomaten, fein gehackt

4 Safranfäden

1 Esslöffel schnippte frischen Oregano

1 Pfund Muscheln mit kleinem Hals, geschrubbt und gespült

1 Pfund Muscheln, Bärte entfernt, geschrubbt und gespült (siehe Trinkgeld)

Frischer Oregano geschnitten (optional)

1. Heilbutt auftauen, wenn er gefroren ist. Fisch ausspülen; Mit Papiertüchern trocken tupfen. Legen Sie den Fisch beiseite.

2. In einem 6- bis 8-Liter-Ofen 2 Esslöffel Olivenöl bei mittlerer Hitze erhitzen. 2 Tassen gehackte Zwiebeln, 1 gehackten Fenchel und 4 Knoblauchzehen in den Topf geben. 7 bis 9 Minuten kochen lassen oder bis die Zwiebel weich ist, gelegentlich umrühren. Fügen Sie 6 gehackte Tomaten und 1 gehackten Fenchel hinzu; Noch 4 Minuten kochen lassen. Fügen Sie Hühnerknochenbrühe und Weißwein zum Topf hinzu; 5 Minuten köcheln lassen; leicht abkühlen lassen. Die Gemüsemischung in einen Mixer oder eine Küchenmaschine geben. Abdecken und mischen oder glatt verarbeiten; beiseite legen.

3. Im gleichen holländischen Ofen den restlichen 1 Esslöffel Olivenöl bei mittlerer Hitze erhitzen. Fügen Sie 1 Tasse fein gehackte Zwiebel, 1 Kopf fein gehackten Fenchel und 6 gehackte Knoblauchzehen hinzu. Bei mittlerer Hitze 5 bis 7 Minuten oder bis sie fast zart sind, unter häufigem Rühren kochen.

4. Entfernen Sie mit einem Gemüseschäler die Schale in breiten Streifen von der Orange. beiseite legen. Die pürierte Gemüsemischung, 3 gehackte Tomaten, Safran, Oregano und Orangenschalenstreifen in den holländischen Ofen geben. Zum Kochen bringen; Hitze reduzieren, um das Sieden aufrechtzuerhalten. Fügen Sie Muscheln, Muscheln und Fisch hinzu; Vorsichtig umrühren, um den Fisch mit Sauce zu bestreichen. Stellen Sie die Hitze nach Bedarf ein, um das Sieden

aufrechtzuerhalten. Abdecken und 3 bis 5 Minuten leicht köcheln lassen, bis sich Muscheln und Muscheln geöffnet haben und der Fisch beim Testen mit einer Gabel abblättert. Zum Servieren in flache Schalen schöpfen. Falls gewünscht, mit zusätzlichem Oregano bestreuen.

KLASSISCHE SHRIMPS CEVICHE

VORBEREITUNG: 20 Minuten kochen: 2 Minuten kalt: 1 Stunde stehen: 30 Minuten macht: 3 bis 4 Portionen

DIESES LATEINAMERIKANISCHE GERICHT IST EINE EXPLOSIONVON GESCHMACK UND TEXTUREN. KNUSPRIGE GURKEN UND SELLERIE, CREMIGE AVOCADO, SCHARFE UND WÜRZIGE JALAPEÑOS UND ZARTE, SÜßE GARNELEN VERMISCHEN SICH MIT LIMETTENSAFT UND OLIVENÖL. IN DER TRADITIONELLEN CEVICHE „KOCHT" DIE SÄURE IM LIMETTENSAFT DIE GARNELEN - ABER EIN SCHNELLES EINTAUCHEN IN KOCHENDES WASSER ÜBERLÄSST SICHERHEITSHALBER NICHTS DEM ZUFALL - UND BEEINTRÄCHTIGT WEDER DEN GESCHMACK NOCH DIE TEXTUR DER GARNELEN.

1 Pfund frische oder gefrorene mittelgroße Garnelen, geschält und entdarmt, Schwänze entfernt

Eine halbe Gurke, geschält, entkernt und gehackt

1 Tasse gehackter Sellerie

Eine halbe kleine rote Zwiebel, gehackt

1 bis 2 Jalapeños, entkernt und gehackt (siehe <u>Trinkgeld</u>)

½ Tasse frischer Limettensaft

2 Roma-Tomaten, gewürfelt

1 Avocado, halbiert, entkernt, geschält und gewürfelt

¼ Tasse schnippte frischen Koriander

3 Esslöffel Olivenöl

½ Teelöffel schwarzer Pfeffer

1. Garnelen auftauen lassen, wenn sie gefroren sind. Garnelen schälen und entdünnen; Schwänze entfernen. Garnelen abspülen; Mit Papiertüchern trocken tupfen.

2. Füllen Sie einen großen Topf zur Hälfte mit Wasser. Zum Kochen bringen. Garnelen in kochendes Wasser geben. Unbedeckt 1 bis 2 Minuten kochen lassen oder bis die Garnelen undurchsichtig werden. ablassen. Garnelen unter kaltes Wasser laufen lassen und wieder abtropfen lassen. Garnelen würfeln.

3. Kombinieren Sie in einer extra großen, nicht reaktiven Schüssel Garnelen, Gurken, Sellerie, Zwiebeln, Jalapeños und Limettensaft. Abdecken und 1 Stunde im Kühlschrank ein- oder zweimal umrühren.

4. Tomaten, Avocado, Koriander, Olivenöl und schwarzen Pfeffer einrühren. Abdecken und 30 Minuten bei Raumtemperatur stehen lassen. Vor dem Servieren vorsichtig umrühren.

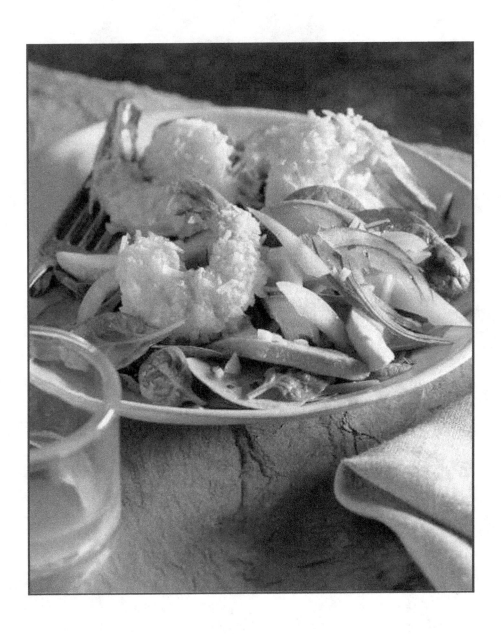

GARNELEN-SPINAT-SALAT MIT KOKOSNUSSKRUSTE

VORBEREITUNG: 25 Minuten backen: 8 Minuten macht: 4 Portionen <u>FOTO</u>

KOMMERZIELL HERGESTELLTE DOSEN MIT SPRÜHOLIVENÖLKANN GETREIDEALKOHOL, LECITHIN UND TREIBMITTEL ENTHALTEN - KEINE GROßARTIGE MISCHUNG, WENN SIE VERSUCHEN, REINE, ECHTE LEBENSMITTEL ZU ESSEN UND GETREIDE, UNGESUNDE FETTE, HÜLSENFRÜCHTE UND MILCHPRODUKTE ZU VERMEIDEN. EIN ÖLMISTER VERWENDET NUR LUFT, UM DAS ÖL ZU EINEM FEINEN SPRAY ZU BEFÖRDERN - IDEAL, UM GARNELEN MIT KOKOSNUSSKRUSTE VOR DEM BACKEN LEICHT ZU BESCHICHTEN.

1½ Pfund frische oder gefrorene extra große Garnelen in Schalen

Misto Sprühflasche gefüllt mit nativem Olivenöl extra

2 Eier

¾ Tasse ungesüßte Kokosflocken oder Kokosraspeln

¾ Tasse Mandelmehl

½ Tasse Avocadoöl oder Olivenöl

3 Esslöffel frischer Zitronensaft

2 Esslöffel frischer Limettensaft

2 kleine Knoblauchzehen, gehackt

⅛ bis ¼ Teelöffel zerkleinerter roter Pfeffer

8 Tassen frischer Babyspinat

1 mittelgroße Avocado, halbiert, entkernt, geschält und in dünne Scheiben geschnitten

1 kleiner orangefarbener oder gelber Paprika, in dünne, mundgerechte Streifen geschnitten

½ Tasse rote Zwiebel

1. Garnelen auftauen lassen, wenn sie gefroren sind. Garnelen schälen und entdünnen, dabei die Schwänze intakt lassen.

Garnelen abspülen; Mit Papiertüchern trocken tupfen. Ofen auf 450 ° F vorheizen. Ein großes Backblech mit Folie auslegen; Folie leicht mit Öl aus der Misto-Flasche bestreichen; beiseite legen.

2. In einer flachen Schüssel die Eier mit einer Gabel schlagen. In einem anderen flachen Gericht kombinieren Sie Kokosnuss- und Mandelmehl. Garnelen in Eier tauchen und zum Überziehen wenden. Tauchen Sie in Kokosnussmischung und drücken Sie, um zu beschichten (lassen Sie die Schwänze unbeschichtet). Garnelen in einer Schicht auf das vorbereitete Backblech legen. Die Garnelenoberseiten mit Öl aus der Misto-Flasche bestreichen.

3. 8 bis 10 Minuten backen oder bis die Garnelen undurchsichtig sind und die Beschichtung leicht gebräunt ist.

4. Zum Dressing in einem kleinen Schraubglas Avocadoöl, Zitronensaft, Limettensaft, Knoblauch und zerkleinerten roten Pfeffer vermischen. Abdecken und gut schütteln.

5. Für Salate den Spinat auf vier Servierteller verteilen. Mit Avocado, Paprika, roten Zwiebeln und Garnelen belegen. Mit Dressing beträufeln und sofort servieren.

TROPISCHE GARNELEN UND JAKOBSMUSCHEL CEVICHE

VORBEREITUNG: 20 Minuten marinieren: 30 bis 60 Minuten ergeben: 4 bis 6 Portionen

KÜHLE UND LEICHTE CEVICHE MACHT EINE GUTE MAHLZEITFÜR EINE HEIßE SOMMERNACHT. MIT MELONE, MANGO, SERRANO CHILI, FENCHEL UND MANGO-LIMETTEN-SALATDRESSING (SIEHEREZEPT), DIES IST EINE SÜß-HEIßE VERSION DES ORIGINALS.

1 Pfund frische oder gefrorene Jakobsmuscheln

1 Pfund frische oder gefrorene große Garnelen

2 Tassen gewürfelte Honigtaumelone

2 mittelgroße Mangos, entkernt, geschält und gehackt (ca. 2 Tassen)

1 Kopffenchel, geschnitten, geviertelt, entkernt und in dünne Scheiben geschnitten

1 mittelroter Paprika, gehackt (ca. ¾ Tasse)

1 bis 2 Serrano-Chilis, auf Wunsch ausgesät und in dünne Scheiben geschnitten (siehe Trinkgeld)

½ Tasse leicht verpackter frischer Koriander, gehackt

1 Rezept Mango-Limetten-Salatdressing (siehe Rezept)

1. Jakobsmuscheln und Garnelen auftauen lassen, wenn sie gefroren sind. Jakobsmuscheln horizontal halbieren. Garnelen schälen, entdünnen und horizontal halbieren. Jakobsmuscheln und Garnelen abspülen; Mit Papiertüchern trocken tupfen. Füllen Sie einen großen Topf zu drei Vierteln mit Wasser. Zum Kochen bringen. Fügen Sie Garnelen und Jakobsmuscheln hinzu; 3 bis 4 Minuten kochen lassen oder bis Garnelen und Jakobsmuscheln undurchsichtig sind; abtropfen lassen und mit kaltem Wasser abspülen, um schnell abzukühlen. Gut abtropfen lassen und beiseite stellen.

2. In einer extra großen Schüssel Melone, Mangos, Fenchel, Paprika, Serrano Chiles und Koriander vermischen. Fügen Sie Mango-Limetten-Salat-Dressing hinzu; Vorsichtig werfen, um zu beschichten. Gekochte Garnelen und Jakobsmuscheln vorsichtig einrühren. Vor dem Servieren 30 bis 60 Minuten im Kühlschrank marinieren.

JAMAICAN JERK SHRIMP MIT AVOCADOÖL

MIT EINER GESAMTZEIT VON 20 MINUTEN BIS ZUM TISCH DIESES GERICHT BIETET EINEN WEITEREN ZWINGENDEN GRUND, AUCH IN DEN GESCHÄFTIGSTEN NÄCHTEN ZU HAUSE EINE GESUNDE MAHLZEIT ZU SICH ZU NEHMEN.

1 Pfund frische oder gefrorene mittelgroße Garnelen

1 Tasse gehackte, geschälte Mango (1 Medium)

⅓ Tasse dünn geschnittene rote Zwiebel in Scheiben geschnitten

¼ Tasse schnippte frischen Koriander

1 Esslöffel frischer Limettensaft

2 bis 3 Esslöffel Jamaican Jerk Seasoning (siehe Rezept)

1 Esslöffel natives Olivenöl extra

2 Esslöffel Avocadoöl

1. Garnelen auftauen lassen, wenn sie gefroren sind. In einer mittelgroßen Schüssel Mango, Zwiebel, Koriander und Limettensaft verrühren.

2. Garnelen schälen und entdünnen. Garnelen abspülen; Mit Papiertüchern trocken tupfen. Garnelen in eine mittelgroße Schüssel geben. Mit Jamaican Jerk Seasoning bestreuen. werfen, um Garnelen von allen Seiten zu beschichten.

3. In einer großen Pfanne mit Antihaftbeschichtung Olivenöl bei mittlerer bis hoher Hitze erhitzen. Garnelen hinzufügen; kochen und ca. 4 Minuten rühren oder bis sie

undurchsichtig sind. Garnelen mit Avocadoöl beträufeln und mit der Mangomischung servieren.

SHRIMP SCAMPI MIT VERWELKTEM SPINAT UND RADICCHIO

VORBEREITUNG: 15 Minuten kochen: 8 Minuten machen: 3 Portionen

"SCAMPI" BEZIEHT SICH AUF EIN KLASSISCHES RESTAURANTGERICHTVON GROßEN GARNELEN SAUTIERT ODER GEBRATEN MIT BUTTER UND VIEL KNOBLAUCH UND ZITRONE. DIESE WÜRZIGE OLIVENÖLVERSION IST PALÄO-ZUGELASSEN - UND WIRD MIT EINEM SCHNELLEN BRATEN VON RADICCHIO UND SPINAT ERNÄHRUNGSPHYSIOLOGISCH AUFGEPEPPT.

1 Pfund frische oder gefrorene große Garnelen

4 Esslöffel natives Olivenöl extra

6 Knoblauchzehen, gehackt

½ Teelöffel schwarzer Pfeffer

¼ Tasse trockener Weißwein

½ Tasse schnippte frische Petersilie

½ Kopf Radicchio, entkernt und in dünne Scheiben geschnitten

½ Teelöffel zerkleinerter roter Pfeffer

9 Tassen Babyspinat

Zitronenscheiben

1. Garnelen auftauen lassen, wenn sie gefroren sind. Garnelen schälen und entdünnen, dabei die Schwänze intakt lassen. In einer großen Pfanne 2 Esslöffel Olivenöl bei mittlerer bis hoher Hitze erhitzen. Fügen Sie Garnelen, 4 gehackte Knoblauchzehen und schwarzen Pfeffer hinzu. Kochen und ca. 3 Minuten rühren oder bis die Garnelen undurchsichtig sind. Garnelenmischung in eine Schüssel geben.

2. Weißwein in die Pfanne geben. Kochen Sie unter Rühren, um den braunen Knoblauch vom Boden der Pfanne zu lösen. Gießen Sie Wein über Garnelen; werfen, um zu kombinieren. Petersilie einrühren. Lose mit Folie abdecken, um warm zu halten; beiseite legen.

3. Die restlichen 2 Esslöffel Olivenöl, die restlichen 2 gehackten Knoblauchzehen, den Radicchio und den zerkleinerten roten Pfeffer in die Pfanne geben. Kochen und 3 Minuten bei mittlerer Hitze rühren oder bis der Radicchio gerade zu welken beginnt. Den Spinat vorsichtig einrühren. kochen und noch 1 bis 2 Minuten rühren oder bis der Spinat gerade welk ist.

4. Zum Servieren die Spinatmischung auf drei Servierteller verteilen. Mit Garnelenmischung belegen. Mit Zitronenschnitzen zum Auspressen von Garnelen und Gemüse servieren.

KRABBENSALAT MIT AVOCADO, GRAPEFRUIT UND JICAMA

JUMBO-KLUMPEN- ODER BACKFIN-KRABBENFLEISCH IST AM BESTENFÜR DIESEN SALAT. JUMBO-KLUMPENKRABBENFLEISCH BESTEHT AUS GROßEN STÜCKEN, DIE SICH GUT FÜR SALATE EIGNEN. BACKFIN IST EINE MISCHUNG AUS ZERBROCHENEN STÜCKEN VON JUMBO-KRABBENFLEISCH UND KLEINEREN STÜCKEN VON KRABBENFLEISCH AUS DEM KÖRPER DER KRABBE. OBWOHL DIE BACKFIN KLEINER ALS DIE JUMBO-KLUMPENKRABBE IST, FUNKTIONIERT SIE EINWANDFREI. FRISCH IST NATÜRLICH AM BESTEN, ABER AUFGETAUTE GEFRORENE KRABBEN SIND EINE GUTE OPTION.

6 Tassen Babyspinat

½ mittelgroße Jicama, geschält und im Julienne-Schnitt *

2 rosa oder rubinrote Grapefruit, geschält, entkernt und geschnitten **

2 kleine Avocados, halbiert

1 Pfund Jumbo-Klumpen oder Backfin-Krabbenfleisch

Basilikum-Grapefruit-Dressing (siehe Rezept rechts)

1. Spinat auf vier Servierteller verteilen. Top mit Jicama, Grapefruit-Abschnitten und angesammeltem Saft, Avocados und Krabbenfleisch. Mit Basilikum-Grapefruit-Dressing beträufeln.

Basilikum-Grapefruit-Dressing: In einem Schraubglas ⅓ Tasse natives Olivenöl extra mischen; ¼ Tasse frischer Grapefruitsaft; 2 Esslöffel frischer Orangensaft; ½ kleine Schalotte, gehackt; 2 Esslöffel fein geschnittenes frisches

Basilikum; ¼ Teelöffel zerkleinerter roter Pfeffer; und ¼ Teelöffel schwarzer Pfeffer. Abdecken und gut schütteln.

* Tipp: Ein Julienne-Schäler schneidet die Jicama schnell in dünne Streifen.

** Tipp: Um Grapefruit zu schneiden, schneiden Sie eine Scheibe vom Stielende und vom Boden der Frucht ab. Stellen Sie es aufrecht auf eine Arbeitsfläche. Schneiden Sie die Früchte in Abschnitten von oben nach unten ab und folgen Sie dabei der abgerundeten Form der Früchte, um die Schale in Streifen zu entfernen. Halten Sie die Frucht über eine Schüssel und schneiden Sie sie mit einem Gemüsemesser in die Mitte der Frucht an den Seiten jedes Segments, um sie vom Mark zu lösen. Legen Sie die Segmente mit den angesammelten Säften in eine Schüssel. Mark wegwerfen.

CAJUN LOBSTER TAIL BOIL MIT ESTRAGON AÏOLI

VORBEREITUNG: 20 Minuten kochen: 30 Minuten machen: 4 Portionen FOTO

FÜR EIN ROMANTISCHES ABENDESSEN ZU ZWEIT, DIESES REZEPT LÄSST SICH LEICHT HALBIEREN. VERWENDEN SIE EINE SEHR SCHARFE KÜCHENSCHERE, UM DIE SCHALE DER HUMMERSCHWÄNZE AUFZUSCHNEIDEN UND AN DAS REICHHALTIGE FLEISCH ZU GELANGEN.

2 Rezepte Cajun Seasoning (siehe Rezept)

12 Knoblauchzehen, geschält und halbiert

2 Zitronen, halbiert

2 große Karotten, geschält

2 Selleriestangen, geschält

2 Fenchelknollen, in dünne Keile geschnitten

1 Pfund ganze Champignons

4 7 bis 8 Unzen Maine Hummerschwänze

4 8-Zoll-Bambusspieße

½ Tasse Paleo Aïoli (Knoblauch Mayo) (siehe Rezept)

¼ Tasse Senf nach Dijon-Art (siehe Rezept)

2 Esslöffel schnippten frischen Estragon oder Petersilie

1. Kombinieren Sie in einem 8-Liter-Suppentopf 6 Tassen Wasser, Cajun-Gewürze, Knoblauch und Zitronen. Zum Kochen bringen; 5 Minuten kochen lassen. Reduzieren Sie die Hitze, um die Flüssigkeit köcheln zu lassen.

2. Karotten und Sellerie quer in vier Stücke schneiden. Fügen Sie Karotten, Sellerie und Fenchel zur Flüssigkeit hinzu. Abdecken und 10 Minuten kochen lassen. Pilze hinzufügen; abdecken und 5 Minuten kochen lassen.

Übertragen Sie das Gemüse mit einem geschlitzten Löffel in eine Servierschüssel. warm halten.

3. Schieben Sie ausgehend vom Körpernde jedes Hummerschwanzes einen Spieß zwischen Fleisch und Schale, der fast bis zum Ende des Schwanzes reicht. (Dadurch wird verhindert, dass sich der Schwanz beim Kochen kräuselt.) Reduzieren Sie die Hitze. Hummerschwänze 8 bis 12 Minuten in der kaum kochenden Flüssigkeit im Topf kochen oder bis die Muscheln hellrot werden und das Fleisch zart ist, wenn es mit einer Gabel durchbohrt wird. Hummer aus der Kochflüssigkeit nehmen. Halten Sie die Hummerschwänze mit einem Küchentuch fest und entfernen und entsorgen Sie die Spieße.

4. In einer kleinen Schüssel Paleo Aïoli, Senf nach Dijon-Art und Estragon verrühren. Mit Hummer und Gemüse servieren.

MUSCHELN POMMES MIT SAFRAN AÏOLI

ANFANG BIS ENDE: 1¼ STUNDEN ERGIBT: 4 PORTIONEN

DIES IST EINE PALÄO-VERSION DES FRANZÖSISCHEN KLASSIKERSMUSCHELN IN WEIßWEIN UND KRÄUTERN GEDÄMPFT UND MIT DÜNNEN UND KNUSPRIGEN POMMES FRITES AUS WEIßEN KARTOFFELN SERVIERT. ENTSORGEN SIE ALLE MUSCHELN, DIE SICH VOR DEM KOCHEN NICHT SCHLIEßEN LASSEN - UND ALLE MUSCHELN, DIE SICH NACH DEM KOCHEN NICHT ÖFFNEN.

PASTINAKEN POMMES

1½ Pfund Pastinaken, geschält und in 3 × ¼ Zoll Julienne geschnitten

3 Esslöffel Olivenöl

2 Knoblauchzehen, gehackt

¼ Teelöffel schwarzer Pfeffer

⅛ Teelöffel Cayennepfeffer

SAFRAN AÏOLI

⅓ Tasse Paleo Aïoli (Knoblauch Mayo) (siehe Rezept)

⅛ Teelöffel Safranfäden, leicht zerkleinert

MIESMUSCHELN

4 Esslöffel Olivenöl

½ Tasse fein gehackte Schalotten

6 Knoblauchzehen, gehackt

¼ Teelöffel schwarzer Pfeffer

3 Tassen trockener Weißwein

3 große Zweige flache Petersilie

4 Pfund Muscheln, gereinigt und entbeint *

¼ Tasse gehackte frische italienische Petersilie

2 Esslöffel schnippten frischen Estragon (optional)

1. Für Pastinaken-Pommes den Ofen auf 450 ° F vorheizen. Die geschnittenen Pastinaken in ausreichend kaltem Wasser einweichen, um sie 30 Minuten lang im Kühlschrank zu bedecken. abtropfen lassen und mit Papiertüchern trocken tupfen.

2. Ein großes Backblech mit Pergamentpapier auslegen. Pastinaken in eine extra große Schüssel geben. In einer kleinen Schüssel 3 Esslöffel Olivenöl, 2 gehackte Knoblauchzehen, ¼ Teelöffel schwarzer Pfeffer und Cayennepfeffer mischen. Pastinaken beträufeln und zum Überziehen werfen. Pastinaken gleichmäßig auf dem vorbereiteten Backblech verteilen. 30 bis 35 Minuten backen oder zart und unter gelegentlichem Rühren anfangen zu bräunen.

3. Für Aïoli Paleo Aïoli und Safran in einer kleinen Schüssel verrühren. Abdecken und bis zum Servieren im Kühlschrank aufbewahren.

4. In der Zwischenzeit in einem 6- bis 8-Liter-Suppentopf oder einem holländischen Ofen die 4 Esslöffel Olivenöl bei mittlerer Hitze erhitzen. Fügen Sie Schalotten, 6 Knoblauchzehen und ¼ Teelöffel schwarzen Pfeffer hinzu; kochen Sie ungefähr 2 Minuten oder bis weich und verwelkt, häufig rührend.

5. Wein und Petersilienzweige in den Topf geben; zum Kochen bringen. Muscheln hinzufügen und einige Male umrühren. Decken Sie es fest ab und dämpfen Sie es 3 bis 5 Minuten lang oder bis sich die Schalen öffnen, wobei Sie zweimal

leicht umrühren. Entsorgen Sie alle Muscheln, die sich nicht öffnen.

6. Mit einem großen Abschäumer Muscheln in flache Suppenschalen geben. Petersilienzweige aus der Kochflüssigkeit nehmen und wegwerfen; Schöpflöffel Kochflüssigkeit über die Muscheln. Mit gehackter Petersilie und, falls gewünscht, Estragon bestreuen. Sofort mit Pastinaken-Pommes und Safran-Aïoli servieren.

* Tipp: Kochen Sie Muscheln am Tag des Kaufs. Wenn Sie wild geerntete Muscheln verwenden, legen Sie diese 20 Minuten lang in eine Schüssel mit kaltem Wasser, um Sand und Sand auszuspülen. (Dies ist bei Muscheln aus landwirtschaftlichen Betrieben nicht erforderlich.) Schrubben Sie die Muscheln nacheinander mit einer steifen Bürste unter kaltem fließendem Wasser. Muscheln ca. 10 bis 15 Minuten vor dem Kochen entkernen. Der Bart ist die kleine Ansammlung von Fasern, die aus der Schale austreten. Um die Bärte zu entfernen, fassen Sie die Schnur zwischen Daumen und Zeigefinger und ziehen Sie sie zum Scharnier. (Diese Methode tötet die Muschel nicht ab.) Sie können auch eine Zange oder eine Fischpinzette verwenden. Stellen Sie sicher, dass die Schale jeder Muschel fest verschlossen ist. Wenn Muscheln geöffnet sind, klopfen Sie sie vorsichtig auf die Theke. Entsorgen Sie alle Muscheln, die sich nicht innerhalb weniger Minuten schließen. Entsorgen Sie alle Muscheln mit rissigen oder beschädigten Schalen.

GEBRATENE JAKOBSMUSCHELN MIT RÜBENRELISH

ANFANG BIS ENDE: 30 Minuten macht: 4 Portionen FOTO

FÜR EINE SCHÖNE GOLDENE KRUSTE, STELLEN SIE SICHER, DASS DIE OBERFLÄCHE DER JAKOBSMUSCHELN WIRKLICH TROCKEN IST - UND DASS DIE PFANNE SCHÖN HEIß IST -, BEVOR SIE SIE IN DIE PFANNE GEBEN. LASSEN SIE DIE JAKOBSMUSCHELN AUCH 2 BIS 3 MINUTEN LANG ANBRENNEN, OHNE SIE ZU STÖREN, UND ÜBERPRÜFEN SIE SIE SORGFÄLTIG, BEVOR SIE SIE WENDEN.

1 Pfund frische oder gefrorene Jakobsmuscheln, trocken getupft mit Papiertüchern

3 mittelrote Rüben, geschält und gehackt geschnitten

½ Granny-Smith-Apfel, geschält und gehackt

2 Jalapeños, gestielt, entkernt und gehackt (siehe Trinkgeld)

¼ Tasse gehackter frischer Koriander

2 Esslöffel fein gehackte rote Zwiebel

4 Esslöffel Olivenöl

2 Esslöffel frischer Limettensaft

Weißer Pfeffer

1. Jakobsmuscheln auftauen, wenn sie gefroren sind.

2. Für Rübengenuss in einer mittelgroßen Schüssel Rüben, Apfel, Jalapeños, Koriander, Zwiebel, 2 Esslöffel Olivenöl und Limettensaft mischen. Gut mischen. Während der Zubereitung der Jakobsmuscheln beiseite stellen.

3. Jakobsmuscheln abspülen; Mit Papiertüchern trocken tupfen. In einer großen Pfanne die restlichen 2 Esslöffel Olivenöl bei mittlerer bis hoher Hitze erhitzen. Fügen Sie Jakobsmuscheln hinzu; 4 bis 6 Minuten anbraten oder bis

sie außen goldbraun und kaum undurchsichtig sind. Jakobsmuscheln leicht mit weißem Pfeffer bestreuen.

4. Zum Servieren den Rübengenuss gleichmäßig auf die Servierteller verteilen. Top mit Jakobsmuscheln. Sofort servieren.

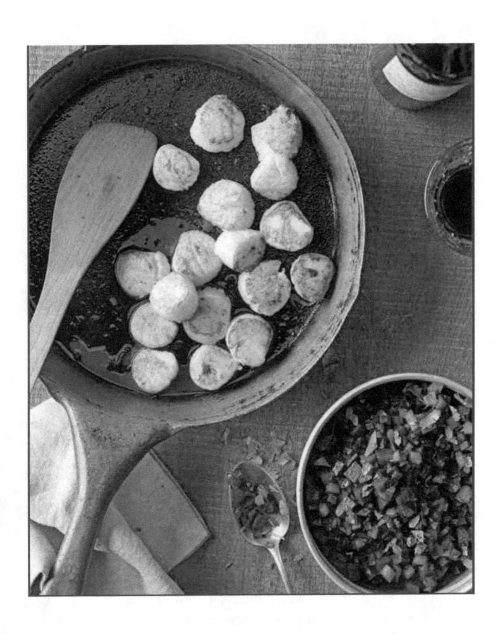

GEGRILLTE JAKOBSMUSCHELN MIT GURKENDILL-SALSA

VORBEREITUNG: 35 Minuten kalt: 1 bis 24 Stunden Grill: 9 Minuten macht: 4 Portionen

HIER IST EIN TIPP, UM DIE MAKELLOSESTEN AVOCADOS ZU ERHALTEN: KAUFEN SIE SIE, WENN SIE HELLGRÜN UND HART SIND, UND REIFEN SIE SIE DANN EINIGE TAGE AUF DER THEKE - BIS SIE BEI LEICHTEM DRÜCKEN MIT DEN FINGERN NUR NOCH LEICHT NACHGEBEN. WENN SIE HART UND UNREIF SIND, WERDEN SIE AUF DEM WEG VOM MARKT KEINE BLAUEN FLECKEN BEKOMMEN.

12 oder 16 frische oder gefrorene Jakobsmuscheln (1¼ bis 1¾ Pfund insgesamt)

¼ Tasse Olivenöl

4 Knoblauchzehen, gehackt

1 Teelöffel frisch gemahlener schwarzer Pfeffer

2 mittelgroße Zucchini, längs geschnitten und halbiert

½ mittelgroße Gurke, längs halbiert und quer in dünne Scheiben geschnitten

1 mittelgroße Avocado, halbiert, entkernt, geschält und gehackt

1 mittelgroße Tomate, entkernt, entkernt und gehackt

2 Teelöffel schnippten frische Minze

1 Teelöffel schnippte frischen Dill

1. Jakobsmuscheln auftauen, wenn sie gefroren sind. Jakobsmuscheln mit kaltem Wasser abspülen; Mit Papiertüchern trocken tupfen. In einer großen Schüssel 3 Esslöffel Öl, Knoblauch und ¾ Teelöffel Pfeffer vermengen. Fügen Sie Jakobsmuscheln hinzu; Vorsichtig werfen, um zu beschichten. Abdecken und mindestens 1 Stunde oder bis zu 24 Stunden unter gelegentlichem leichtem Rühren kalt stellen.

2. Die Zucchinihälften mit dem restlichen 1 Esslöffel Öl bestreichen. gleichmäßig mit dem restlichen ¼ Teelöffel Pfeffer bestreuen.

3. Jakobsmuscheln abtropfen lassen und die Marinade wegwerfen. Fädeln Sie zwei 10- bis 12-Zoll-Spieße durch jede Jakobsmuschel, wobei Sie 3 oder 4 Jakobsmuscheln für jedes Spießpaar verwenden und einen Abstand von ½ Zoll zwischen den Jakobsmuscheln lassen. * (Durch Einfädeln der Jakobsmuscheln auf zwei Spieße bleiben sie beim Grillen und Drehen stabil.)

4. Für einen Holzkohle- oder Gasgrill Jakobsmuschel-Kabobs und Zucchini-Hälften bei mittlerer Hitze direkt auf den Grillrost legen. ** Abdecken und grillen, bis die Jakobsmuscheln undurchsichtig und die Zucchini nur noch zart sind. Bei Jakobsmuscheln 6 bis 8 Minuten und bei Zucchini 9 bis 11 Minuten einwirken lassen.

5. Für Salsa in einer mittelgroßen Schüssel Gurke, Avocado, Tomate, Minze und Dill vermischen. Zum Kombinieren vorsichtig umrühren. Auf jeden der vier Servierteller 1 Jakobsmuschel-Kabob legen. Die Zucchinihälften quer halbieren und mit Jakobsmuscheln auf Teller geben. Die Gurkenmischung gleichmäßig über die Jakobsmuscheln geben.

* Tipp: Wenn Sie Holzspieße verwenden, tauchen Sie diese vor der Verwendung 30 Minuten lang in ausreichend Wasser ein, um sie zu bedecken.

** Zum Grillen: Wie in Schritt 3 beschrieben vorbereiten. Jakobsmuschel-Kabobs und Zucchinihälften auf den nicht erhitzten Rost einer Bratpfanne legen. 4 bis 5 Zoll von der Hitze braten, bis die Jakobsmuscheln undurchsichtig sind und die Zucchini nur noch zart ist. Bei Jakobsmuscheln 6 bis 8 Minuten und bei Zucchini 10 bis 12 Minuten einwirken lassen.

GEBRATENE JAKOBSMUSCHELN MIT TOMATEN, OLIVENÖL UND KRÄUTERSAUCE

VORBEREITUNG: 20 Minuten kochen: 4 Minuten machen: 4 Portionen

DIE SAUCE IST FAST WIE EINE WARME VINAIGRETTE. OLIVENÖL, GEHACKTE FRISCHE TOMATEN, ZITRONENSAFT UND KRÄUTER WERDEN KOMBINIERT UND SEHR SANFT ERHITZT - GERADE GENUG, UM DIE AROMEN ZU VERSCHMELZEN - UND DANN MIT DEN ANGEBRATENEN JAKOBSMUSCHELN UND EINEM KNUSPRIGEN SONNENBLUMENSPROSSALAT SERVIERT.

JAKOBSMUSCHELN UND SAUCE

1 bis 1½ Pfund große frische oder gefrorene Jakobsmuscheln (ca. 12)

2 große Roma-Tomaten, geschält, * entkernt und gehackt

½ Tasse Olivenöl

2 Esslöffel frischer Zitronensaft

2 Esslöffel schnippten frisches Basilikum

1 bis 2 Teelöffel fein gehackter Schnittlauch

1 Esslöffel Olivenöl

SALAT

4 Tassen Sonnenblumensprossen

1 Zitrone, in Keile geschnitten

Natives Olivenöl extra

1. Jakobsmuscheln auftauen, wenn sie gefroren sind. Jakobsmuscheln abspülen; trocken tupfen. Beiseite legen.

2. Für die Sauce in einem kleinen Topf Tomaten, ½ Tasse Olivenöl, Zitronensaft, Basilikum und Schnittlauch vermischen. beiseite legen.

3. In einer großen Pfanne den 1 Esslöffel Olivenöl bei mittlerer bis hoher Hitze erhitzen. Fügen Sie Jakobsmuscheln hinzu; 4 bis 5 Minuten kochen lassen oder bis sie braun und undurchsichtig sind. Nach der Hälfte des Garvorgangs einmal wenden.

4. Für den Salat die Sprossen in eine Schüssel geben. Zitronenschnitze über Sprossen drücken und mit etwas Olivenöl beträufeln. Werfen, um zu kombinieren.

5. Die Sauce bei schwacher Hitze warm werden lassen. nicht kochen. Zum Servieren etwas Sauce in die Mitte des Tellers geben; Top mit 3 der Jakobsmuscheln. Mit dem Sprossensalat servieren.

* Tipp: Um eine Tomate leicht zu schälen, lassen Sie die Tomate 30 Sekunden bis 1 Minute lang oder bis sich die Haut zu spalten beginnt, in einen Topf mit kochendem Wasser fallen. Nehmen Sie die Tomate aus dem kochenden Wasser und tauchen Sie sie sofort in eine Schüssel mit Eiswasser, um den Garvorgang zu stoppen. Wenn die Tomate kühl genug ist, ziehen Sie die Haut ab.

KREUZKÜMMEL-GERÖSTETER BLUMENKOHL MIT FENCHEL UND PERLZWIEBELN

VORBEREITUNG: 15 Minuten kochen: 25 Minuten machen: 4 Portionen FOTO

ES GIBT ETWAS BESONDERS VERLOCKENDESÜBER DIE KOMBINATION VON GERÖSTETEM BLUMENKOHL UND DEM GERÖSTETEN, ERDIGEN GESCHMACK VON KREUZKÜMMEL. DIESES GERICHT HAT DAS ZUSÄTZLICHE ELEMENT DER SÜßE AUS GETROCKNETEN JOHANNISBEEREN. WENN SIE MÖCHTEN, KÖNNEN SIE MIT ¼ BIS ½ TEELÖFFEL ZERKLEINERTEM ROTEM PFEFFER ZUSAMMEN MIT KREUZKÜMMEL UND JOHANNISBEEREN IN SCHRITT 2 ETWAS WÄRME HINZUFÜGEN.

3 Esslöffel unraffiniertes Kokosöl

1 mittelgroßer Blumenkohl, in Röschen geschnitten (4 bis 5 Tassen)

2 Köpfe Fenchel, grob gehackt

1½ Tassen gefrorene Perlzwiebeln, aufgetaut und abgetropft

¼ Tasse getrocknete Johannisbeeren

2 Teelöffel gemahlener Kreuzkümmel

Frischer Dill geschnitten (optional)

1. In einer extra großen Pfanne Kokosöl bei mittlerer Hitze erhitzen. Fügen Sie Blumenkohl, Fenchel und Perlzwiebeln hinzu. Abdecken und 15 Minuten kochen lassen, dabei gelegentlich umrühren.

2. Reduzieren Sie die Hitze auf mittel-niedrig. Fügen Sie der Pfanne Johannisbeeren und Kreuzkümmel hinzu; Unbedeckt ca. 10 Minuten kochen lassen oder bis Blumenkohl und Fenchel zart und goldbraun sind. Falls gewünscht, mit Dill garnieren.

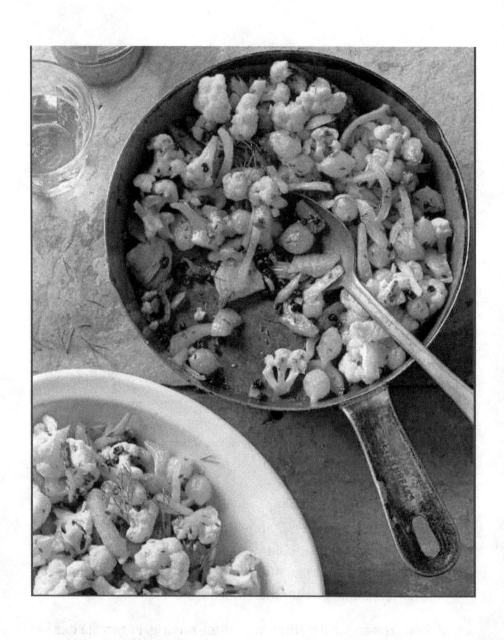

210

CHUNKY TOMATEN-AUBERGINEN-SAUCE MIT SPAGHETTI-KÜRBIS

VORBEREITUNG: 30 Minuten backen: 50 Minuten abkühlen lassen: 10 Minuten kochen: 10 Minuten machen: 4 Portionen

DIESE FRECHE BEILAGE LÄSST SICH LEICHT WENDEN IN EIN HAUPTGERICHT. FÜGEN SIE DER AUBERGINEN-TOMATEN-MISCHUNG ETWA 1 PFUND GEKOCHTES RINDERHACKFLEISCH ODER BISON HINZU, NACHDEM SIE SIE MIT EINEM KARTOFFELSTAMPFER LEICHT ZERDRÜCKT HABEN.

1 2- bis 2½-Pfund-Spaghettikürbis

2 Esslöffel Olivenöl

1 Tasse gehackte, geschälte Auberginen

¾ Tasse gehackte Zwiebel

1 kleine rote Paprika, gehackt (½ Tasse)

4 Knoblauchzehen, gehackt

4 mittelrote reife Tomaten, auf Wunsch geschält und grob gehackt (ca. 2 Tassen)

½ Tasse frisches Basilikum zerrissen

1. Ofen auf 375 ° F vorheizen. Eine kleine Backform mit Pergamentpapier auslegen. Spaghettikürbis quer halbieren. Verwenden Sie einen großen Löffel, um alle Samen und Schnüre herauszukratzen. Legen Sie die Kürbishälften mit den Seiten nach unten auf das vorbereitete Backblech. Unbedeckt 50 bis 60 Minuten backen oder bis der Kürbis weich ist. Auf einem Rost ca. 10 Minuten abkühlen lassen.

2. In einer großen Pfanne Olivenöl bei mittlerer Hitze erhitzen. Fügen Sie Zwiebel, Aubergine und Pfeffer hinzu; 5 bis 7 Minuten kochen lassen oder bis das Gemüse weich ist,

gelegentlich umrühren. Fügen Sie Knoblauch hinzu; kochen und weitere 30 Sekunden rühren. Fügen Sie Tomaten hinzu; 3 bis 5 Minuten kochen lassen oder bis die Tomaten weich sind, dabei gelegentlich umrühren. Mit einem Kartoffelstampfer die Mischung leicht zerdrücken. Das halbe Basilikum einrühren. Abdecken und 2 Minuten kochen lassen.

3. Verwenden Sie einen Topflappen oder ein Handtuch, um die Kürbishälften zu halten. Verwenden Sie eine Gabel, um das Kürbispulpe in eine mittelgroße Schüssel zu kratzen. Den Kürbis auf vier Servierteller verteilen. Gleichmäßig mit Sauce belegen. Mit restlichem Basilikum bestreuen.

GEFÜLLTE PORTOBELLO PILZE

VORBEREITUNG: 35 Minuten backen: 20 Minuten kochen: 7 Minuten machen: 4 Portionen

UM DIE FRISCHESTEN PORTOBELLOS ZU BEKOMMEN, SUCHEN SIE NACH PILZEN, DEREN STÄNGEL NOCH INTAKT SIND. DIE KIEMEN SOLLTEN FEUCHT, ABER NICHT NASS ODER SCHWARZ AUSSEHEN UND EINEN GUTEN ABSTAND ZWISCHEN IHNEN HABEN. UM PILZE ALLER ART ZUM KOCHEN VORZUBEREITEN, WISCHEN SIE SIE MIT EINEM LEICHT FEUCHTEN PAPIERTUCH AB. LASSEN SIE PILZE NIEMALS UNTER WASSER LAUFEN ODER TAUCHEN SIE SIE IN WASSER - SIE SIND STARK SAUGFÄHIG UND WERDEN MATSCHIG UND DURCHNÄSST.

4 große Portobello-Pilze (insgesamt ca. 1 Pfund)

¼ Tasse Olivenöl

1 Esslöffel Smoky Seasoning (siehe Rezept)

2 Esslöffel Olivenöl

½ Tasse gehackte Schalotten

1 Esslöffel gehackter Knoblauch

1 Pfund Mangold, gestielt und gehackt (ca. 10 Tassen)

2 Teelöffel mediterrane Gewürze (siehe Rezept)

½ Tasse gehackte Radieschen

1. Ofen auf 400 ° F vorheizen. Entfernen Sie die Stängel von den Pilzen und reservieren Sie sie für Schritt 2. Verwenden Sie die Spitze eines Löffels, um die Kiemen aus den Kappen zu kratzen. Kiemen wegwerfen. Legen Sie die Pilzkappen in eine rechteckige 3-Liter-Auflaufform. Pilze beidseitig mit ¼ Tasse Olivenöl bestreichen. Drehen Sie die Pilzkappen so, dass die Stielseiten nach oben zeigen. Mit Smoky Seasoning bestreuen. Auflaufform mit Folie

abdecken. Bedeckt ca. 20 Minuten backen oder bis sie weich sind.

2. In der Zwischenzeit reservierte Pilzstängel hacken; beiseite legen. Entfernen Sie zur Zubereitung von Mangold dicke Rippen von den Blättern und werfen Sie sie weg. Die Mangoldblätter grob hacken.

3. In einer extra großen Pfanne die 2 Esslöffel Olivenöl bei mittlerer Hitze erhitzen. Fügen Sie Schalotten und Knoblauch hinzu; kochen und 30 Sekunden rühren. Fügen Sie gehackte Pilzstängel, gehackten Mangold und mediterrane Gewürze hinzu. Unbedeckt 6 bis 8 Minuten kochen lassen oder bis der Mangold weich ist, dabei gelegentlich umrühren.

4. Mangoldmischung auf die Pilzkappen verteilen. Die in der Auflaufform verbleibende Flüssigkeit über die gefüllten Pilze träufeln. Top mit gehackten Radieschen.

GEBRATENER RADICCHIO

VORBEREITUNG: 20 Minuten kochen: 15 Minuten machen: 4 Portionen

RADICCHIO WIRD AM HÄUFIGSTEN GEGESSEN ALS TEIL EINES SALATS, UM EINE ANGENEHME BITTERKEIT UNTER DER MISCHUNG VON GRÜNS ZU ERZIELEN - ABER ES KANN AUCH SELBST GERÖSTET ODER GEGRILLT WERDEN. EINE LEICHTE BITTERKEIT IST RADICCHIO INHÄRENT, ABER SIE MÖCHTEN NICHT, DASS ES ÜBERWÄLTIGEND IST. SUCHEN SIE NACH KLEINEREN KÖPFEN, DEREN BLÄTTER FRISCH UND KNUSPRIG AUSSEHEN - NICHT WELK. DAS ABGESCHNITTENE ENDE KANN ETWAS BRAUN SEIN, SOLLTE ABER MEISTENS WEIß SEIN. IN DIESEM REZEPT VERLEIHT EIN SPRITZER BALSAMICO-ESSIG VOR DEM SERVIEREN EINEN HAUCH VON SÜßE.

2 große Köpfe Radicchio

¼ Tasse Olivenöl

1 Teelöffel mediterrane Gewürze (siehe Rezept)

¼ Tasse Balsamico-Essig

1. Ofen auf 400 ° F vorheizen. Den Radicchio vierteln und einen Teil des Kerns anbringen lassen (Sie sollten 8 Keile haben). Die geschnittenen Seiten der Radicchio-Wedges mit Olivenöl bestreichen. Legen Sie die Keile mit den Seiten nach unten auf ein Backblech. Mit mediterranem Gewürz bestreuen.

2. Braten Sie etwa 15 Minuten oder bis der Radicchio welkt, und drehen Sie ihn nach der Hälfte des Bratens einmal. Radicchio auf einer Servierplatte anrichten. Balsamico-Essig beträufeln; sofort servieren.

GEBRATENER FENCHEL MIT ORANGENVINAIGRETTE

VORBEREITUNG: 25 Minuten Braten: 25 Minuten macht: 4 Portionen

BEWAHREN SIE DIE ÜBRIG GEBLIEBENE VINAIGRETTE ZUM WERFEN AUF MIT SALAT - ODER MIT GEGRILLTEM SCHWEINEFLEISCH, GEFLÜGEL ODER FISCH SERVIEREN. LAGERN SIE ÜBRIG GEBLIEBENE VINAIGRETTE BIS ZU 3 TAGE IN EINEM DICHT VERSCHLOSSENEN BEHÄLTER IM KÜHLSCHRANK.

6 Esslöffel natives Olivenöl extra sowie mehr zum Bürsten

1 große Fenchelknolle, zugeschnitten, entkernt und in Keile geschnitten (auf Wunsch Wedel zum Garnieren reservieren)

1 rote Zwiebel, in Keile geschnitten

Eine halbe Orange, dünn in Runden geschnitten

½ Tasse Orangensaft

2 Esslöffel Weißweinessig oder Champagneressig

2 Esslöffel Apfelwein

1 Teelöffel gemahlene Fenchelsamen

1 Teelöffel fein zerkleinerte Orangenschale

½ Teelöffel Senf nach Dijon-Art (siehe Rezept)

Schwarzer Pfeffer

1. Ofen auf 425 ° F vorheizen. Ein großes Backblech leicht mit Olivenöl bestreichen. Die Fenchel-, Zwiebel- und Orangenscheiben auf dem Backblech anrichten. Mit 2 EL Olivenöl beträufeln. Gemüse vorsichtig mit Öl bestreichen.

2. Braten Sie das Gemüse 25 bis 30 Minuten lang oder bis das Gemüse zart und hellgolden ist. Drehen Sie es einmal nach der Hälfte des Bratens.

3. In der Zwischenzeit für Orangenvinaigrette in einem Mixer Orangensaft, Essig, Apfelwein, Fenchelsamen, Orangenschale, Senf nach Dijon-Art und Pfeffer abschmecken. Fügen Sie bei laufendem Mixer langsam die restlichen 4 Esslöffel Olivenöl in einem dünnen Strahl hinzu. Weiter mischen, bis die Vinaigrette dicker wird.

4. Gemüse auf eine Servierplatte geben. Das Gemüse mit etwas Vinaigrette beträufeln. Wenn gewünscht, mit reservierten Fenchelwedeln garnieren.

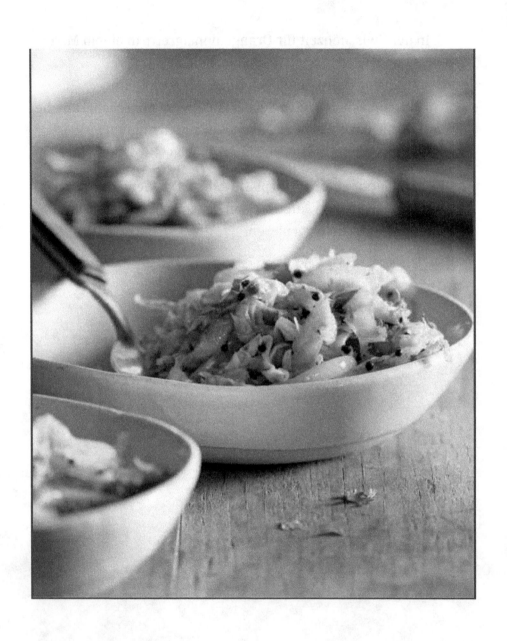

WIRSING IM PUNJABI-STIL

VORBEREITUNG: 20 Minuten kochen: 25 Minuten machen: 4 Portionen FOTO

ES IST ERSTAUNLICH, WAS PASSIERTZU EINEM MILD
GEWÜRZTEN, UNSCHEINBAREN KOHL, WENN ER MIT INGWER,
KNOBLAUCH, CHILI UND INDISCHEN GEWÜRZEN GEKOCHT
WIRD. GERÖSTETER SENF, KORIANDER UND KREUZKÜMMEL
VERLEIHEN DIESEM GERICHT SOWOHL GESCHMACK ALS AUCH
KNUSPRIGKEIT. SEIEN SIE GEWARNT: ES IST HEIß!
VOGELSCHNABEL-CHILIS SIND KLEIN, ABER SEHR STARK - UND
DAS GERICHT ENTHÄLT AUCH JALAPEÑO. WENN SIE WENIGER
HITZE BEVORZUGEN, VERWENDEN SIE EINFACH DEN JALAPEÑO.

1 2-Zoll-Knopf frischer Ingwer, geschält und in ⅓-Zoll-Scheiben geschnitten

5 Knoblauchzehen

1 großer Jalapeño, gestielt, entkernt und halbiert (siehe Trinkgeld)

2 Teelöffel Garam Masala ohne Salzzusatz

1 Teelöffel gemahlene Kurkuma

½ Tasse Hühnerknochenbrühe (siehe Rezept) oder Hühnerbrühe ohne Salzzusatz

3 Esslöffel raffiniertes Kokosöl

1 Esslöffel schwarze Senfkörner

1 Teelöffel Koriandersamen

1 Teelöffel Kreuzkümmel

1 ganzer Vogelschnabel Chile (Chile de Arbol) (siehe Trinkgeld)

1 3-Zoll-Zimtstange

2 Tassen dünn geschnittene gelbe Zwiebeln (ca. 2 mittel)

12 Tassen dünn geschnittener Wirsingkohl (ca. 1½ Pfund)

½ Tasse geschnittener frischer Koriander (optional)

1. Kombinieren Sie in einer Küchenmaschine oder einem
   Mixer Ingwer, Knoblauch, Jalapeño, Garam Masala,
   Kurkuma und ¼ Tasse Hühnerknochenbrühe. Abdecken
   und verarbeiten oder glatt rühren; beiseite legen.

2. Kombinieren Sie in einer extra großen Pfanne Kokosöl, Senfkörner, Koriandersamen, Kreuzkümmel, Chili und Zimtstange. Bei mittlerer Hitze kochen und die Pfanne häufig 2 bis 3 Minuten lang schütteln oder bis sich die Zimtstange entfaltet. (Seien Sie vorsichtig - Senfkörner platzen und spritzen beim Kochen.) Fügen Sie Zwiebeln hinzu; kochen und 5 bis 6 Minuten rühren oder bis die Zwiebeln leicht gebräunt sind. Fügen Sie Ingwermischung hinzu. 6 bis 8 Minuten kochen lassen oder bis die Mischung schön karamellisiert ist, dabei häufig umrühren.

3. Fügen Sie Kohl und die restliche Hühnerknochenbrühe hinzu; gut mischen. Abdecken und ca. 15 Minuten kochen lassen oder bis der Kohl weich ist, zweimal umrühren. Decken Sie die Pfanne auf. Kochen und 6 bis 7 Minuten rühren oder bis der Kohl leicht gebräunt ist und überschüssige Hühnerknochenbrühe verdunstet ist.

4. Zimtstange und Chili entfernen und wegwerfen. Wenn gewünscht, mit Koriander bestreuen.

CPSIA information can be obtained
at www.ICGtesting.com
Printed in the USA
BVHW042026200222
629613BV00012B/144

9 781804 500460